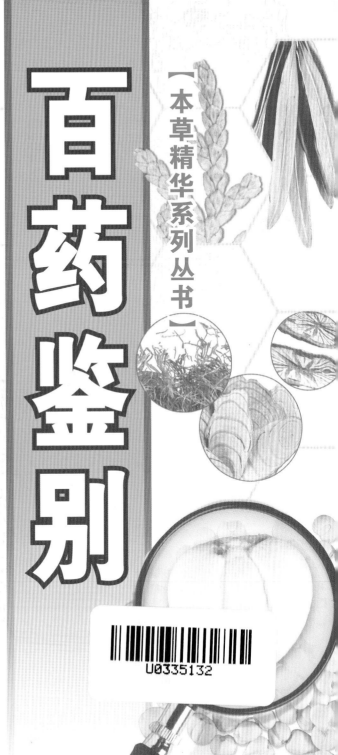

【本草精华系列丛书】

百药鉴别

赵中振　李应生　主编

中国中医药出版社

·北京·

图书在版编目（CIP）数据

百药鉴别 / 赵中振，李应生主编 .—北京：中国中医药出版社，
2019.9

（本草精华系列丛书）

ISBN 978-7-5132-5036-8

Ⅰ.①百… Ⅱ.①赵… ②李… Ⅲ.①中药鉴定学—基本
知识 Ⅳ.① R282.5

中国版本图书馆 CIP 数据核字（2018）第 121049 号

中国中医药出版社出版

北京市朝阳区北三环东路 28 号易亨大厦 16 层
邮政编码 100013
传真 010-64405750
赵县文教彩印厂印刷
各地新华书店经销

开本 880×1230 1/32 印张 7.75 字数 254 千字
2019 年 9 月第 1 版 2019 年 9 月第 1 次印刷
书号 ISBN 978 – 7 – 5132 – 5036 – 8

定价 49.00 元
网址 www.cptcm.com

社 长 热 线 010-64405720
购 书 热 线 010-89535836
维 权 打 假 010-64405753

微信服务号 zgzyycbs
微商城网址 https://kdt.im/LIdUGr
官 方 微 博 http://e.weibo.com/cptcm
天猫旗舰店网址 https://zgzyycbs.tmall.com

如有印装质量问题请与本社出版部联系（010-64405510）

《百药鉴别》编委会

主　　编　　赵中振　李应生

副主编　　邬家林　于　涛　黄文华　区　彤　曾富城　许　生

编　　委　　赵中振　邬家林　于　涛　黄文华　黄如栋　谭鸿彬

　　　　　　曾丽瑛　区　彤　袁佩茜　简宏良　尹国辉　陈启骏

　　　　　　彭　勇　胡雅妮　梁之桃　洪雪榕　刘宝玲　李丽媚

　　　　　　陈虎彪　蓝永豪　张贤哲　曾超庆　刘宇兴　温国扬

编辑助理　　吴孟华　曹庭辉　袁翠盈　陈亮俊　沈逸东　黄静雯

　　　　　　陈碧琪　周芝苡　薛健文　罗佩静　蔡佑徽　张栋建

　　　　　　陈　君　白丽萍　何朗群　周梦佳　黄　冉

设计插图　　老荣璋　殷伟伦　程轩轩

特别鸣谢　　谢宗万　严仲铠　Leon Christine

　　我国中药资源丰富，品种繁多，异物同名、同物异名的现象由来已久。自《神农本草经》开始，历代医药学家对于药材真伪优劣的问题均有探讨，这也是一个长期遗留而没能根本解决的历史难题。

　　中药的品种混乱，轻则影响疗效，重则危及生命，同时在经济上造成损失，引起不必要的商业纠纷，严重地损害了中医药的形象。当今我们已经处在商品极大丰富的全国用药时代，中药也正面临走出国门的挑战。中药的国际化，标准化是基础。中药材品种的整理与鉴定是中药标准化工程的第一步，也是关键的一环。

　　2004 年由香港中药联商会发起并统筹，得到香港工业贸易署中小企业发展支援基金的资助，以香港浸会大学中医药学院的学者为主，香港第一批中药专业学生参与，由香港 30 多个相关团体协办的"香港容易混淆中药品种整理与名称标准化"项目取得了重大的进展。为了确保言出有据，数据翔实，研究者们的足迹遍及全香港，作者们先后深入香港 18 个区的 100 家中药店，收集样品逾一万种。为确保严格鉴定，我们还多次深入野外与内地中药产区，取得了研究所需的原植物标本作为凭证依据。全部标本，现存档于香港浸会大学中国银行（香港）中药标本中心。

　　《香港容易混淆中药》于 2005 年 1 月完成。本项目的可贵之处还在于，作者不是将理论束之高阁，在香港中药联商会的统筹下，进行了很好的推广宣传活动，多次举办学术讲座与展览会，为澄清香港中药混淆品种奠定基础。我们欣喜地看到，过去两年间香港市场混淆中药的品种数量大为减少。2007 年 2 月，《香港容易混淆中药》的英文版再次发行，为中药的标准化与国际化起到了重要的促进作用。

　　香港与内地的药材市场是密切相关、融为一体的。在《香港容易混淆中药》近三年应用的过程中，作者们除对原有 86 组药材进行了修订外，还特别结合中国与国际中药市场的情况，补充了 14 组常见容易混淆的中药　材，共计 100 组。更名《百药鉴别》，正式公开发行，以飨读者。

　　谨此，我们对于先后给予本项目支持各兄弟团体及相关领域的专家学者、热心的读者们再次表示感谢。同时对于中国中医药出版社对本书出版的支持一并鸣谢。

《百药鉴别》编委会

2017 年 12 月

1. 本书共收载 100 组易混淆品种，选录原则是以中药业界提供的名单为基础。

2. 本书的编排按药用部位顺序，即根及根茎类（37 种）、茎木类（7 种）、皮类（4 种）、叶类（4 种）、花类（10 种）、果实及种子类（12 种）、全草类（16 种）、动物及其他类（10 种）。

3. 每组中药收载的主要内容有：

   1）药材中文名

   依次参考《中国药典》《中药材正名词典》《中华本草》，若为地区习用品，药材名参照《广东中药志》为规范名称，药材名尽量与其原植物名统一。

   2）来源

   包括动、植物科名、学名及药用部位，植物名一般以《中国植物志》记载为准。

   3）性味功效

   收载该药材的性味及主要功效，主要依据《中国药典》和《中华本草》。

   4）品质要求

   叙述优良药材的品质规格，不宜入药者与伪品一般用"无明确规格"标示。

   5）性状鉴别

   图示正品与代用品、习用品、混淆品或伪品的主要性状鉴别特征，并提示两者之间的区别。

6）评注

　　根据调查研究结果对该品种目前在市场的使用情况加以说明，对代用品、地方用药、混淆品或伪品的定位提出参考性意见，同时尽可能地简述出现此情况的原因。评注中对毒性中药加以特别提示。

4. 对《中国药典》收录的多来源中药材，在正文项下一般首选常用的代表品种，其他来源品种在评注加以说明。

5. 为方便读者使用，品种对比采用一对一的方式；对于混淆情况复杂者，本书则采用分列条目比较的方式，如白前与白薇、白薇与毛大丁草。

6. 本书收录有曾经发生过中毒事件的药材品种，如鬼臼混淆为龙胆和威灵仙、亚硝酸钠混淆为芒硝、寻骨风混淆为白英等。为了避免事故重演，特别收录，予以警示。

7. 本书收录的所有照片，均为经实验鉴定的原药材或饮片。图片的放大比例均附有比例尺。全部照片实物均保存于香港浸会大学中国银行（香港）中药标本中心。

8. 本书附有中药材之中文名称索引及原植物拉丁学名索引。

9. 本书所用的计量单位均为法定计量单位，以国际通用单位符号表示，如长度单位以 cm（厘米）、mm（毫米）表示。

〔目　录〕

茎木类中药

皮类中药

叶类中药

花类中药

果实及种子类中药

全草类中药

总论 药无重名惠万家

赵中振

一、问题的提起

20 世纪 90 年代初期，比利时及欧洲一些国家相继报告，市民曾经因服用一种含有"防己"的中药减肥药片，出现肾脏广泛性及间质性纤维化、肾小管萎缩及缺失，甚至造成肾功能衰竭的病例报告。究其原因，是因为中药减肥药片中的"防己"，误用了马兜铃科的广防己 *Aristolochia fangchi* Y.C.Wu ex L.D. Chou et S.M. Hwang 而造成的，正确用药本应是防己科的粉防己 *Stephania tetrandra* S.Moore。几年前，各地广泛报道的"马兜铃酸事件"，就是在中药制剂"龙胆泻肝丸"中，传统习惯应当是用木通科的木通 *Akebia quinata* (Thunb.) Decne.，因市场缺药，而使用了马兜铃科的关木通 *Aristolochia manshuriensis* Kom.，而造成肾功能衰竭（表 1）。

表1　市售防己与木通一览表

名称	商品名	原植物拉丁名	科名	是否含马兜铃酸
Mutong 木通	Guan Mutong 关木通	*Aristolochia manshuriensis* Kom.	Aristolochiaceae 马兜铃科	Y*
	Chuan Mutong 川木通	*Clematis armandii* Franch.	Ranunculaceae 毛茛科	N
		Clematis Montana Buch. -Ham.		N
	Mutong 木通	*Akebia quinata* (Thunb.) Decne.	Lardizabalaceae 木通科	N
		Akebia trifoliata (Thunb.) Koidz.		N
		Akebia trifoliate (Thunb.) Koidz. var. *australis* (Diels) Rehd.		N
Fangji 防己	Guang Fangji 广防己	*Aristolochia fangchi* Y. C. Wu ex L. D. Chow et S. M. Hwang	Aristolochiaceae 马兜铃科	Y*
	Fen Fangji 粉防己	*Stephania tetrandra* S. Moore	Menispermaceae 防己科	N
	Mu Fangji 木防己	*Cocculus orbiculatus* (L.) DC.		N
		Cocculus trilobus (Thunb.) DC.		N

*Y：表示含马兜铃酸　　　N：表示不含马兜铃酸

1

2004 年春，中国香港报道了首宗服用中药后怀疑马兜铃酸中毒的个案，患者连续数次到中药房购买"白英"服用，中药房在此期间却一直错误给他含马兜铃酸的另一味中药"寻骨风"，令病人患上肾衰竭及尿道癌。为此，2004 年 3 月香港卫生署发出通知，暂停使用中药"白英"和"寻骨风"。其实中药"白英"与"寻骨风"两者在来源、功效上均有差别，共同之处只不过是两者具一相同的别名"白毛藤"。

上述问题提醒我们，中药的混淆问题，很大部分是由于同名异物引起的。一字之差，人命攸关，澄清混乱，可先从正名做起。

二、常见中药品种的混淆情况

自 2004 年开始，我们对中国香港 18 个区 100 间中药房的容易混淆中药材进行了全面调查，收集样品超过万件。调查结果发现 86 种药材不同程度上存在地方习用、误用、混淆与伪品充斥的现象，初步分析，现可归纳为以下数种情况：

（一）正品之代用品

"正品"：一般指考证有据，名实相符，质量合格者。一为法定品种，主要是收载于《中国药典》；二为传统用药，如收载于《中华本草》中的正名品种。

"代用品"：指在特定的条件下，当正品无法获得时，经医师的特殊许可，同意更改处方或加注更换其他药效相同或非常近似的品种替代者。如用国产血竭代替进口血竭、国产沉香代替进口沉香便属于此范畴。正品之代用品在使用时，应注意药量的差异。

目前此类药材大多已在《中国药典》明确另立条目，如金钱草与广金钱草、板蓝根与南板蓝根等。临床试验证明两种中药的性味功效基本相同，因此可视为能相互替代，可等同使用。

（二）地区习惯用药

"地区习惯用药"：一般指有较长地区药用历史和使用习惯的药用品种，自产自销，如《广东中药志》所收的部分地方品种。

此类药材有些与常用中药的名称类似，但来源、成分、疗效都相去甚远，应作为另外一类药材区别使用。如广升麻与升麻、广东王不留行与王不留行、广东狼毒与狼毒、广地丁与紫花地丁、华南鹤虱与鹤虱、广东海风藤与海风藤、广东刘寄奴与刘寄奴等。

（三）名称混乱

名称混乱主要指"同名异物"与"同物异名"，此类现象最多。

市场常见的情况是相似的名称不加区分，如川牛膝与味牛膝、半夏与水半夏、三棱与黑三棱、北豆根与山豆根、防己与广防己、荞麦与金荞麦、骨碎补与大碎补、制白附子与白附片、绵马贯众与苏铁蕨贯众、川贝母与平贝母、草乌与川乌、川木通与关木通、天仙子与南天仙子、石斛与有瓜石斛、白蔹与土白蔹、土荆皮与土槿皮等。

还有一种情况是因两种中药之间有共同的异名而造成的混淆。如委陵菜在香港有北紫草之异名而与紫草茸相混；广防风在香港有豨莶草之异名而与豨莶草相混；鸡屎藤在香港有青风藤之异名而与青风藤相混；地骨皮在四川有"全皮"之称，而在商品流通当中与"荃皮"混淆；洋金花在广东地区有广东闹羊花之称而与闹羊花相混，凡此种种，不胜枚举。

对于名称的混淆，应予甄别，实现"一药一名"，是杜绝此种现象发生的基础。

（四）张冠李戴

主要指在一定地区将药材颠倒错用。如合欢花为豆科植物合欢 *Albizia julibrissin* Durazz. 之花序，香港地方名为夜合花。而夜合花应为木兰科植物夜合花 *Magnolia coco* (Lour.) DC. 之花，在香港称为合欢花，名称正好相反。此外还有将白前称白薇、鸡血藤称大血藤、泽兰称佩兰等，反之亦然。以上情形应予拨乱反正。

（五）药用部位混用

同一株植物的不同部位往往疗效是不同的，如麻黄地上部分可发汗，麻黄根可敛汗。因此在未有详细的化学、药理与临床研究之前，不可随意扩大药用部位。如射干苗混为射干、徐长卿全草混为徐长卿、草蒲黄混为蒲黄、天仙藤与青木香混用等，均是值得商榷的。

（六）近缘植物混用

此类药材主要指来源相近，形状不易区分，商品中也常混用，如鸡骨草与毛鸡骨草、萹蓄与小萹蓄、白花蛇舌草与伞房花蛇舌草等。有关混用两者是否可以替代的研究，是值得深入探讨的课题。

（七）伪劣药材

不法分子为谋图私利，以伪乱真。越是珍贵、越是短缺的药材，越容易出现伪品。麝香、牛黄、熊胆、羚羊角从塑胶加工品到天然类似品不胜枚举。冬虫夏草 *Cordyceps sinensis* (Berk.) Sacc. 生长在青藏高原海拔 3000 米雪线一带，多为野生品，现时有人以唇形科植物

地蚕 *Stachys geobombycis* C. Y. Wu 的根茎来冒充。此外，尚有以石膏、面粉、黄豆粉、粟米粉等为原料放置在模型内压制而成的伪虫草在市场上出现。

三、中药品种混乱原因解析

500 年前，李时珍在《本草纲目》序中专门设有"药名同异"一节，并列举了很多实例，可见"同名异物"与"同物异名"的问题自古有之，于今为烈。分析中药容易混淆形成的原因，大致有以下几种：

（一）地理因素

我国幅员辽阔，南北气候悬殊，植物种类因地而异。加之古代交通不便，每当道地药材不能运达时，人们往往就地取材，广东阻隔于长江和黄河流域之外，形成了别具特色的中医药"岭南学派"，所用中草药不少也为当地所独有。

如板蓝根北方多用十字花科菘蓝 *Isatis indigotica* Fort. 的干燥根，而在香港地区使用的南板蓝根，则来源于爵床科植物马蓝 *Baphicacanthus cusia* (Nees) Bremek. 的干燥根。又如王不留行在《中国药典》收载的正品为石竹科麦蓝菜 *Vaccaria segetalis* (Neck.) Gracke 的成熟种子，而在香港地区习惯使用者为桑科薜荔 *Ficus pumila* L. 的花序托，称之为广东王不留行。两者虽名称类似，亲缘关系相去甚远。再如升麻的《中国药典》品种应当为毛茛科植物大三叶升麻 *Cimicifuga heracleifolia* Kom.、兴安升麻 *Cimicifuga dahurica* (Turcz.) Maxim. 或升麻 *Cimicifuga foetida* L. 的根茎，而香港地区有售一种菊科植物华麻花头 *Serratula chinensis* S. Moore. 的根，习称广东升麻，处方当中两者亦有混用。

（二）古代典籍记载粗略或考证有误

中医药古籍汗牛充栋，一本古书又有不同的版本，药材鉴定项下主要是简单的文字叙述与绘图，并没有保留下参照原植物或药材标本。如《本草纲目》比较流行的明代金陵本、江西本与清代张绍棠本中的绘图便有很大出入。因此后人在继承过程中，难免会出现一些理解失当之处，举例如下：

《名医别录》中记载，白头翁"处处有之，近根处有白茸，状似白头翁，故以为名"。清代《植物名实图考》记述"凡草之有白毛者，以翁名皆可"。因为记述不详，从古到今出现有多种根部有白茸的植物混作白头翁。据调查,国内市场上曾以白头翁为名的商品,迄今不下30种,分别属于毛茛科、蔷薇科、石竹科等不同的植物。

《本草纲目》将红花误认为是西红花,"番红花出西番回回地面及天方国,即彼地红蓝花也"。红花在古代亦称红蓝花,可见两药混淆的情况早在明代已有之。

白薇与白前均来源于萝藦科植物,但古代本草对于两者的生药性状描述不详,每以细辛、牛膝作比,或以根之黄、白、柔、脆为别,言多简略,难得要领。

地肤子在香港地区的混淆品为茺蔚子。经考证,陈仁山在《药物出产辨》中曾记载:"地肤子,产广东肇庆,以益母草为真。"类似情况还可见于相思子与赤小豆、枸骨叶与十大功劳叶等。

(三)外形相近,貌似实异

中药主要来源于草根树皮的干品,把握不住鉴别要点,则易将外形相近者混为一谈。据近年的市场调查,内地常见的中药沙参类有混淆品达36种,石斛达48种,贯众达31种,厚朴达43种,秦皮达23种,类似问题在香港同样出现。

如威灵仙的主流品种应当为毛茛科植物威灵仙 Clematis chinensis Osbeck 的根及根茎。因为外形相似,香港市场曾出现有以小檗科植物桃儿七(鬼臼)Sinopodophyllum hexandrum (Royle) Ying 的根及根茎混入威灵仙,此外,还有鬼臼与龙胆相混造成中毒事件的纪录。

再如鸡血藤,正品为豆科密花豆 Spatholobus suberectus Dunn 的藤茎,而香港市场出现以木通科大血藤 Sargentodoxa cuneata (Oliv.) Rehd. et Wils. 的藤茎冒充鸡血藤。两者外形相似,但亦有不同:大血藤表面灰棕色,横切面皮部呈红棕色环状,有数处向内嵌入木部,木部黄白色,有多数细孔及红棕色放射状纹理;鸡血藤表面灰棕色,横切面木部淡红色,小孔洞不规则排列,皮部内侧有树脂状分泌物呈红褐色或黑棕色,与木部相间排列呈偏心性半圆形的环,髓小,偏向一侧。如不加仔细分析,易颠倒错用。

(四)文字、语言因素

木通科木通为我国历代本草传统药用的木通,《中国药典》2000年版曾收载的木通不为此种,而是马兜铃科的关木通 Aristolochia manshuriensis Kom.、毛茛科川木通(小木通)Clematis armandii Franch. 和绣球藤 Clematis Montana Buch. –Ham.。《日本药局方》沿承中医古方,一直使用木通科木通 Akebia quinata (Thunb.) Decne.,

这一点在《中国药典》2005 年已予修订。国际上报道使用过量马兜铃酸导致肾功能衰竭，其实只应当限于马兜铃科的关木通，只因中文名称上都有"木通"二字，造成木通科木通、毛茛科川木通受到株连。

三七与川三七（牛尾七）的来源完全不同，前者为五加科植物三七 *Panax notoginseng* (Burk.) F.H. Chen，后者为百合科植物开口箭属植物 *Tupistra* sp.，只是因为共同有"三七"二字，以讹传讹，在香港市场出现混乱，并发生毒副作用。

炮制是中药的一大特色，因加工方法不同，可达减毒、增效或转变药性的作用。如何首乌经酒蒸后，可去除致泻作用。天南星、半夏经姜汁、矾水处理后，可以消除其毒性。同一种地黄，生用甘寒，清热凉血，制成熟地黄后，味甘而性温，滋阴补血。香港卫生署公布的 31 种剧毒中药名单中，生用者有生草乌、生附子、生天南星、生半夏等十余种，而以上中药的炮制品，则被列入常用中药范围。虽说只相差一个"生"字，功效则有不同。有些人缺乏专业知识，粗枝大叶，将生品与炮制品混用，结果酿成大错。

四、解决的办法

中药的混淆品不是一朝一夕形成的，澄清混乱也绝非易事。以往不少学者已经进行过一些调查研究，在此基础之上，还应有业界的配合、政府管理部门的支持及多方面的努力。

（一）澄清混乱，建立标准

澄清混乱，首先是建立正品观念。从 20 世纪 80 年代开始，国家组织开展"常用中药材品种整理和质量研究"，对澄清中药材品种混乱提高鉴定技术水平，保证药材质量，保障用药安全、有效，制定药材标准，开发利用新的药材资源，促进中医药学的发展，均有重大的科学意义和实用价值。2003 年由香港浸会大学中医药学院与业界共同合作编著的《香港中药材图鉴》（中、英文版），为海内外人士学习认识常用正品中药材提供了参考。目前，香港卫生署正在组织有关专家通力合作，应用现代科技手段制定香港中药标准（Hong Kong Standard of Chinese Materia Medica），这将对建立标准，推动中医药走向国际起到巨大作用。

（二）加强技术培训，提高业界水准

中药鉴定是一门学科，其中不乏宝贵的经验，特别是一些传统经验鉴别方法，值得认真学习与继承。回顾香港中药市场混乱的原因，不少是由于缺乏专业知识造成的，茎藤不分，树皮不辨，果实种子混为一谈，有些叶类药材其实放在水中一泡便可一目了然。本书编著的目的之一，就是从解决实际问题出发，深入浅出、图文并茂地对混乱品种进行鉴定、澄清，并对药材的品质有初步的介绍，帮助中药从业人员把握鉴别要领。

中药鉴定又是一门不断发展的学科，植物分类、显微鉴定、理化分析与现代分子生物学的技术，更能正确评价中药的真伪优劣（图1）。

（三）政府、学界、业界的通力合作

《香港容易混淆中药》一书在2005年1月完成后，经过政府、学界、业界的通力合作，进行了很好的推广宣传活动，如多次举办学术讲座、展览会，这为澄清香港中药混淆品种奠定基础。我们欣慰地看到，过去两年间香港混淆中药品种的数量已大为减少。此后，《香港容易混淆中药》英文版的发行，为中药的标准化与国际化起到了重要促进作用。这种合作方式开历史之先河，实践证明是行之有效的。

文章至此，编者不禁忆起恩师谢宗万教授。谢老一生从事中药混乱品种研究，足迹遍及大江南北。《中药材正名词典》是老师呕心沥血的遗著，也为本书的完成奠定了基础。2004年，编者前往北京探望病榻中的老师，他仔细审阅了本书的初稿，并对这一工作给予了充分的肯定并寄予热切的期望。本来老师应允担当本书主审，并为之作序，遗憾的是老师仙去，未能看到本书的问世。追忆之余，吾辈更要继承前人的遗愿——"药无重名惠万家"。

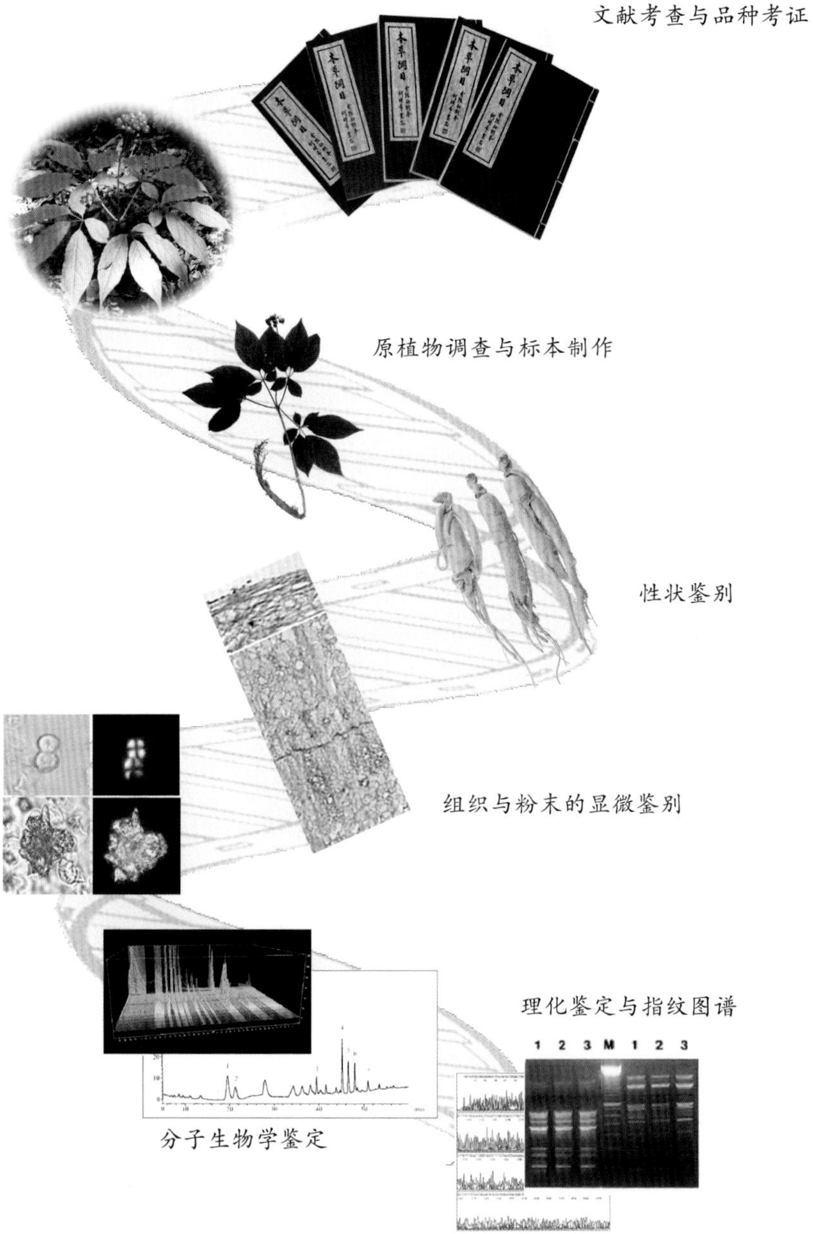
文献考查与品种考证
本草纲目
原植物调查与标本制作
性状鉴别
组织与粉末的显微鉴别
理化鉴定与指纹图谱
分子生物学鉴定
1 2 3 M 1 2 3

图1　中药鉴定系统程序图

各论

根及根茎类中药

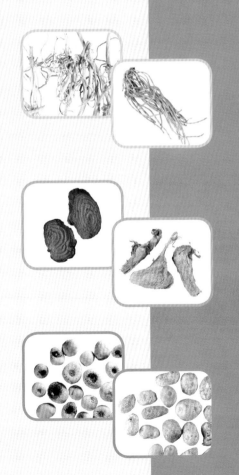

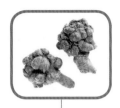

三七

与

川三七

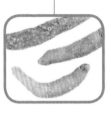

三七 **San Qi** Notoginseng Radix et Rhizoma	**川三七** **Chuan San Qi** Tupistrae Rhizoma

来源

五加科植物三七 *Panax noto-ginseng* (Burk.) F. H. Chen 的根和根茎。

百合科开口箭属植物 *Tupistra sp.* 的根茎。

性味功效

味甘、微苦，性温。
散瘀止血，消肿定痛。

味苦、辛，性寒；有毒。
清热解毒，祛风除湿，散瘀止痛。
（参照开口箭）

品质要求

以体重、质坚、表面光滑、断面灰绿或黄绿者佳。

无明确规格。

评注

三七与川三七外观形状区别很大，但因为两者名字相似，故在香港地区曾经出现误用川三七为三七而中毒的事件。川三七已确定为百合科开口箭属植物，但品种的确定有待深入研究。三七与川三七来源、功效相去甚远，且川三七有毒，应严格区分。香港地区习用的三七（田七）系用木炭在滚筒中打黑，亮光系打蜡。

三七

■ 原药材灰褐色或灰黄色（铜皮），
顶端有茎痕，周围有瘤状突起

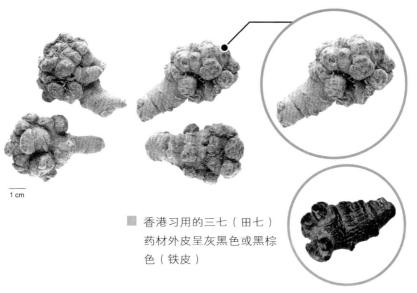

1 cm

■ 香港习用的三七（田七）
药材外皮呈灰黑色或黑棕
色（铁皮）

川三七

■ 饮片表面淡黄白色，
有细颗粒状突起

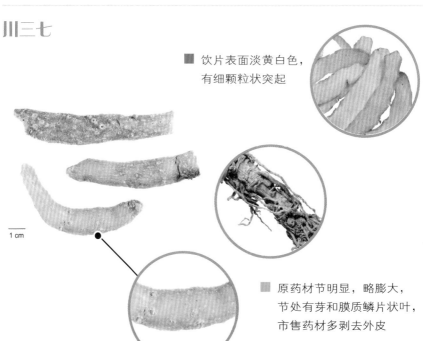

1 cm

■ 原药材节明显，略膨大，
节处有芽和膜质鳞片状叶，
市售药材多剥去外皮

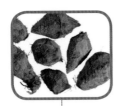

三棱

与

黑三棱

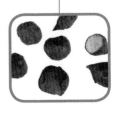

三棱
San Leng
Spraganii Rhizoma

黑三棱
Hei San Leng
Scirpi Yagarae Rhizoma

来源

黑三棱科植物黑三棱 *Spar-ganium stoloniferum* Buch. – Ham. 削去外皮的块茎。

莎草科植物荆三棱 *Scirpus yagara* Ohwi 的块茎。

性味功效 ✔

味辛，苦，性平。
破血行气，消积止痛。

味辛、苦，性平。
祛瘀通经，破血消癥，行气消积。

品质要求

以体重、质坚实、黄白色者为佳。

以个大、坚实者为佳。

评注

三棱为《中国药典》收载正品，其原植物名为黑三棱。而莎草科植物荆三棱在商品药材中习称"黑三棱"，容易引起品种上的混乱。可采用《中药材正名辞典》的建议，莎草科的三棱，药材名改称"泡三棱"。

三棱

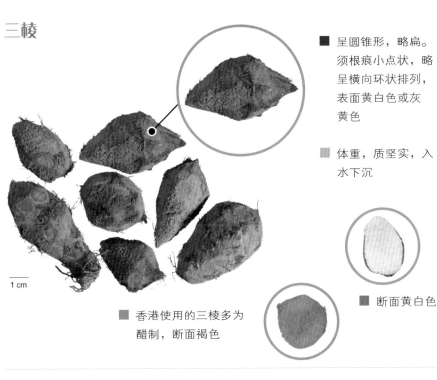

■ 呈圆锥形，略扁。须根痕小点状，略呈横向环状排列，表面黄白色或灰黄色

▨ 体重，质坚实，入水下沉

1 cm

▨ 香港使用的三棱多为醋制，断面褐色

■ 断面黄白色

黑三棱

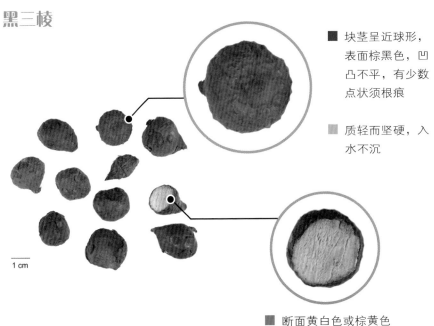

■ 块茎呈近球形，表面棕黑色，凹凸不平，有少数点状须根痕

▨ 质轻而坚硬，入水不沉

1 cm

■ 断面黄白色或棕黄色

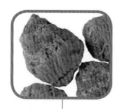

山慈菇

与

光慈菇

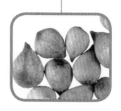

山慈菇
Shan Ci Gu
Cremastrae Pseudobulbus

光慈菇
Guang Ci Gu
Tulipae Edulis Bulbus

来源

兰科植物杜鹃兰 *Cremastra appendiculata* (D. Don) Makino 的干燥假鳞茎。

百合科植物老鸦瓣 *Tulipa edulis* (Miq.) Baker 的干燥鳞茎。

性味功效

味甘、微辛，性凉。
清热解毒，化痰散结。

味甘、辛，性寒。
清热解毒，散结消肿。

品质要求

无明确规格。

无明确规格。

评注 山慈菇始载于唐代的《本草纲目拾遗》，其后的本草记载其品种来源不一，造成混乱。《中国药典》仅收载山慈菇。文献记载两者均有小毒。两者需区别并谨慎使用。

山慈菇

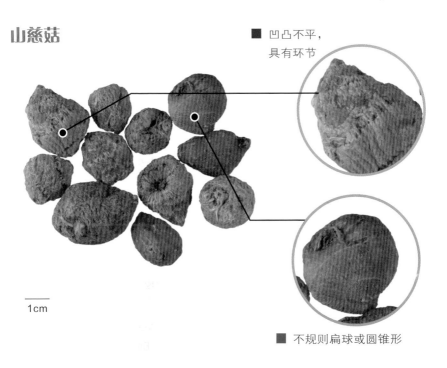

■ 凹凸不平，
具有环节

1cm

■ 不规则扁球或圆锥形

光慈菇

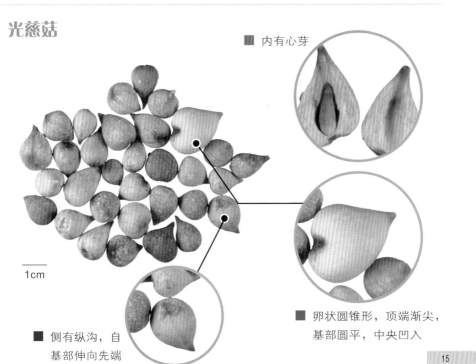

■ 内有心芽

1cm

■ 侧有纵沟，自
基部伸向先端

■ 卵状圆锥形，顶端渐尖，
基部圆平，中央凹入

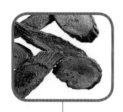

川牛膝

与

味牛膝

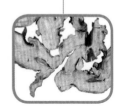

川牛膝 **Chuan Niu Xi** Cyathulae Radix	味牛膝 **Wei Niu Xi** Strobilanthis Forrestii Radix
苋科植物川牛膝 *Cyathula officinalis Kuan* 的根。	爵床科植物腺毛马蓝 *Strobilanthes forrestii Diels* 的根。
味甘、微苦，性平。 逐瘀通经，通利关节，利尿通淋。	味苦，性平。 活血通络，清热利湿。
以条粗壮、质柔韧、分枝少、断面浅黄色者为佳。	无明确规格。

评注 川牛膝的混淆品为味牛膝。川牛膝以主产于四川而得名；味牛膝主产于湖北、四川等省，混称"川牛膝"。川牛膝与味牛膝来源相去甚远，功效有异，应区别使用。

川牛膝

■ 维管束点状，排列成数
轮同心环（罗盘纹）

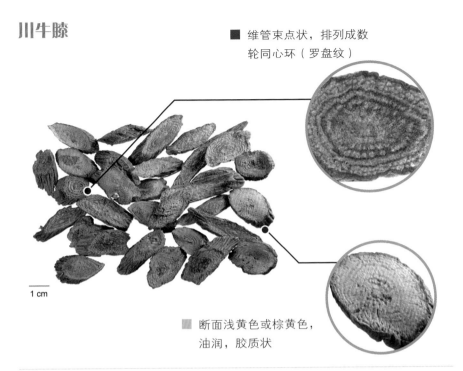

1 cm

■ 断面浅黄色或棕黄色，
油润，胶质状

昧牛膝

■ 断面暗灰色，
中央有明显的
白色髓部

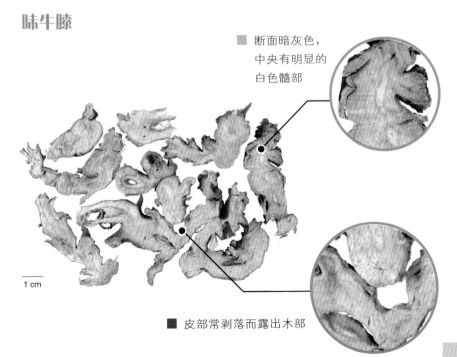

1 cm

■ 皮部常剥落而露出木部

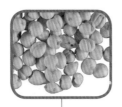

川贝母

与

平贝母

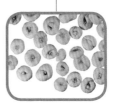

川贝母 **Chuan Bei Mu** Fritillariae Cirrhosae Bulbus	平贝母 **Ping Bei Mu** Fritillariae Ussuriensis Bulbus

 来源

百合科植物川贝母 *Fritillaria cirrhosa* D.Don 的鳞茎。

百合科植物平贝母 *Fritillaria ussuriensis* Maxim. 的鳞茎。

性味功效

味甘、苦，性微寒。
清热润肺，化痰止咳。

味甘、苦，性微寒。
清热润肺，化痰止咳。

 品质要求

以个小、色白、完整、质坚实、粉性足者为佳。

以大小均匀、饱满、色白、粉性足者为佳。

评注

平贝母为川贝母的混淆品。《中国药典》尚收载同属植物暗紫贝母 *F. unibracteata* Hsiao et K.C.Hsia、甘肃贝母 *F. przewalskii* Maxim.或梭砂贝母 *F. delavayi* Franch. 的鳞茎作川贝母使用。前二者与川贝母按性状不同分为"松贝"和"青贝"，后者称"炉贝"。香港地区习以"松贝"为佳。平贝母为东北地区栽培品种，在《中国药典》另列条目。虽然两者文献记载性味功效相同，但实际疗效和市场价格有很大区别。

川贝母（松贝）

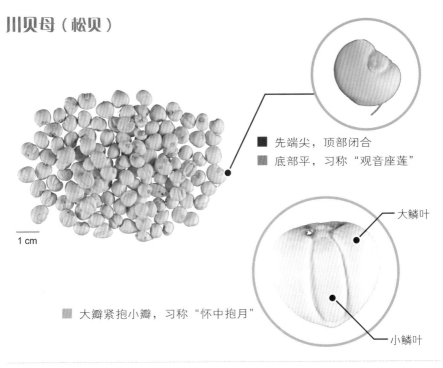

1 cm

■ 先端尖，顶部闭合
■ 底部平，习称"观音座莲"

大鳞叶

■ 大瓣紧抱小瓣，习称"怀中抱月"

小鳞叶

平贝母

两瓣鳞叶大小相近

■ 内有心芽

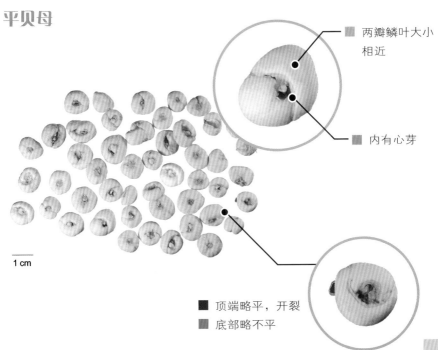

1 cm

■ 顶端略平，开裂
■ 底部略不平

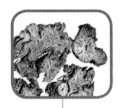

升麻

与

广升麻

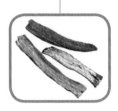

升麻 **Sheng Ma** Cimicifugae Rhizoma	广升麻 **Guang Sheng Ma** Serratulae Chinensis Radix
毛茛科植物大三叶升麻 *Cimi-cifuga heracleifolia* Kom. 的根茎。	菊科植物华麻花头 *Serratula chinensis* S.Moore. 的块根。
味辛、微甘，性微寒。 发表透疹，清热解毒，升举阳气。	味甘、辛，性微苦寒。 散风透疹，清热解毒，升阳举陷。
以个大、质坚、表面黑褐色者为佳。	以条粗长、表面黑褐色、断面蓝绿色、不带芦头者为佳。

评注

正品升麻别名为绿升麻（《中药鉴别手册》），传统认为绿升麻品质较佳，故香港使用的广升麻在加工过程中有用石灰水染绿的习惯。《中国药典》尚收载有同属植物兴安升麻 *C.dahurica*（Turcz.）Maxim.或升麻 *C.foetida* L.的根茎，亦作升麻药用。广升麻为地方习用品种，被收入《广东中药志》。升麻与广升麻来源相去甚远，应区别使用。二者之间的化学成分、临床疗效及加工方法的对比研究有待深入。

升麻

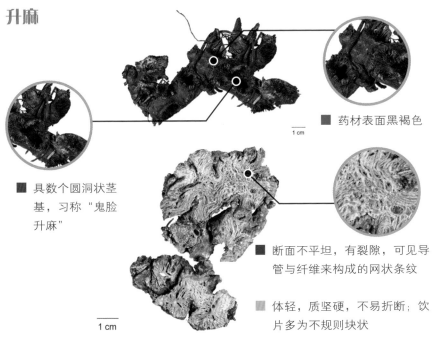

■ 药材表面黑褐色

1 cm

■ 具数个圆洞状茎基，习称"鬼脸升麻"

■ 断面不平坦，有裂隙，可见导管与纤维来构成的网状条纹

■ 体轻，质坚硬，不易折断；饮片多为不规则块状

1 cm

广升麻

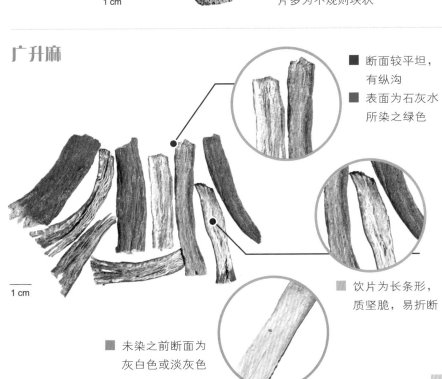

■ 断面较平坦，有纵沟
■ 表面为石灰水所染之绿色

1 cm

■ 饮片为长条形，质坚脆，易折断

■ 未染之前断面为灰白色或淡灰色

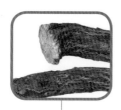

木香

与

川木香

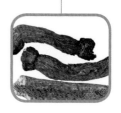

木香
Mu Xiang
Aucklandiae Radix

川木香
Chun Mu Xiang
Vladimiriae Radix

来源

菊科植物木香 *Aucklandia lappa* Decne. 的干燥根。

菊科植物川木香 *Vladimiria souliei* (Franch.) Ling 的干燥根。

性味功效

味辛、苦，性温。
行气止痛，健脾消食。

味辛、苦，性温。
行气止痛，温中和胃。

品质要求

以条匀、质坚实、油性足、香气浓郁者为佳。

无明确规格。

评注

木香又称云木香或广木香，与川木香均为《中国药典》收载品种，分列条目。两者的化学成分和临床疗效仍待深入比较研究。

木香

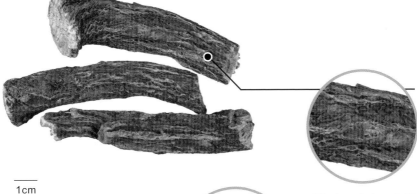

1cm

■ 表面黄色至灰褐色

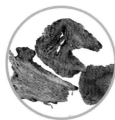

■ 老根中心常呈朽木状
■ 断面灰褐色至暗褐色

川木香

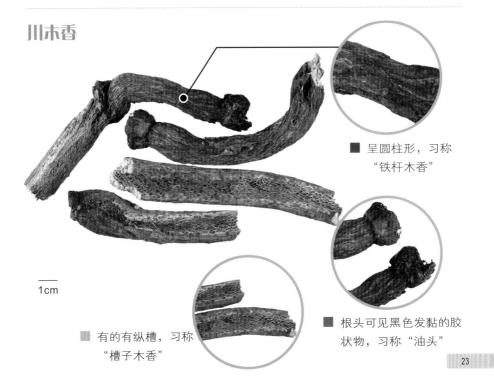

1cm

■ 呈圆柱形，习称
　"铁杆木香"

■ 根头可见黑色发黏的胶
　状物，习称"油头"

■ 有的有纵槽，习称
　"槽子木香"

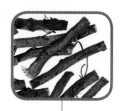

北豆根

与

山豆根

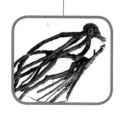

| 北豆根
Bei Dou Gen
Menispermi Rhizoma | 山豆根
Shan Dou Gen
Sophorae Tonkinensis Radix et Rhizoma |

防己科植物蝙蝠葛 *Menis-permum dauricum* DC. 的根茎。

豆科植物越南槐 *Sophora tonkinensis* Gapnep. 的根及根茎。

味苦，性寒；有小毒。
清热解毒，祛风止痛。

味苦，性寒；有毒。
泻火解毒，利咽消肿，止痛杀虫。

以条粗、外皮黄棕色、断面浅黄色者为佳。

以条粗、外色棕褐、质坚、味苦者为佳。

评注 北豆根的混淆品为山豆根，山豆根习称广豆根。山豆根有毒，为香港第一类别中药材（毒剧）名单收录品种。服用山豆根要注意剂量，否则有中毒的危险。

北豆根

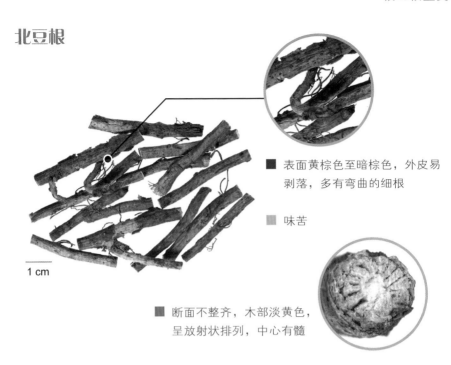

1 cm

■ 表面黄棕色至暗棕色，外皮易剥落，多有弯曲的细根

■ 味苦

■ 断面不整齐，木部淡黄色，呈放射状排列，中心有髓

山豆根

■ 断面略平坦，木部棕黄色，中心无髓

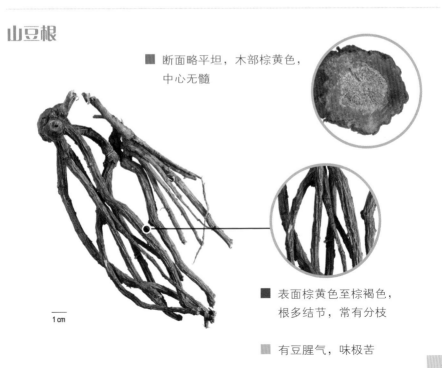

1 cm

■ 表面棕黄色至棕褐色，根多结节，常有分枝

■ 有豆腥气，味极苦

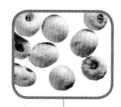

半夏

与

水半夏

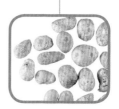

半夏 **Ban Xia** Pinelliae Rhizoma	水半夏 **Shui Ban Xia** Typhonii Flagelliformis Rhizoma
来源 天南星科植物半夏 *Pinellia ternata*（Thunb.）Breit. 的块茎。	天南星科植物鞭檐犁头尖 *Typhonium flagelliforme*（Lodd.）Blume 的块茎。
性味功效 味辛，性温；有毒。 燥湿化痰，降逆止呕，消痞散结。	味辛，性温；有毒。 燥湿化痰，解毒消肿，止血。
品质要求 以个大、质坚实、色白、粉性足者为佳。	以个大、质坚实、色白、粉性足者为佳。

评注 半夏的混淆品为水半夏。水半夏是20世纪80年代半夏严重缺货时，广西等地区将在水田栽培的鞭檐犁头尖的块茎充代半夏使用，故而称为"水半夏"。半夏和水半夏来源不同，应区别使用。半夏和水半夏均有毒性，半夏为香港第一类别中药材（毒剧）名单收录品种。

半夏

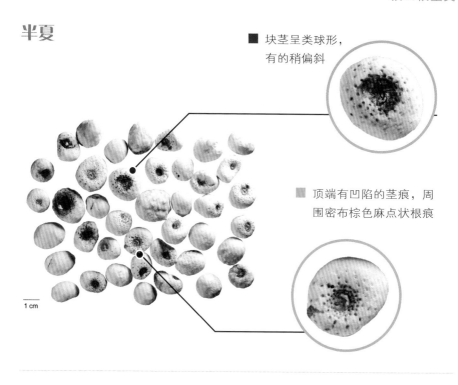

■ 块茎呈类球形，有的稍偏斜

■ 顶端有凹陷的茎痕，周围密布棕色麻点状根痕

1 cm

水半夏

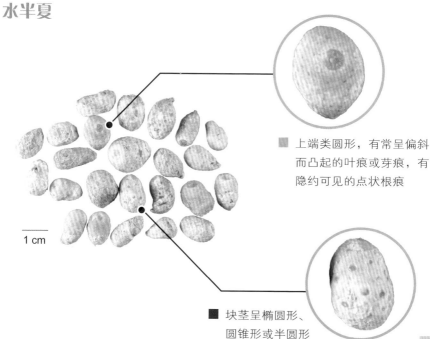

■ 上端类圆形，有常呈偏斜而凸起的叶痕或芽痕，有隐约可见的点状根痕

1 cm

■ 块茎呈椭圆形、圆锥形或半圆形

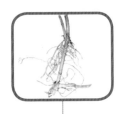

白前

与

白薇

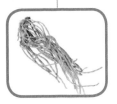

白前
Bai Qian
Cynanchi Stauntonii et Radix Rhizoma

白薇
Bai Wei
Cynanchi Atrati Radix et Rhizoma

来源

萝藦科植物柳叶白前 *Cynan-chum stauntonii*（Decne.）Schltr. ex Lévl. 的根及根茎。

萝藦科植物白薇 *Cynanchum atratum* Bge. 的根及根茎。

性味功效

味辛、苦，性微温。
降气消痰，止咳。

味苦、咸，性寒。
清热凉血，利尿通淋，解毒疗疮。

品质要求

以根茎粗壮、须根长、味甜者为佳。

以根粗长、条匀、色黄棕、味苦者为佳。

评注

自清代以来中药白前、白薇便存在颠倒错用和混用的问题。现《中国药典》已明确分立条目。白前与白薇来源、功效均不同，此种张冠李戴的混淆现象应予以纠正。《中国药典》尚收载有同属植物芫花叶白前 *C. glaucescens*（Decne.）Hand.–Mazz.的根茎及根，亦作白前药用。

白前

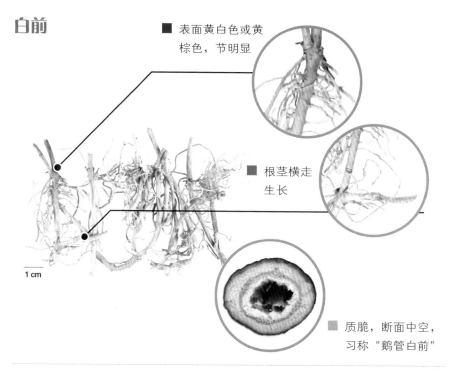

■ 表面黄白色或黄棕色，节明显

■ 根茎横走生长

■ 质脆，断面中空，习称"鹅管白前"

1 cm

白薇

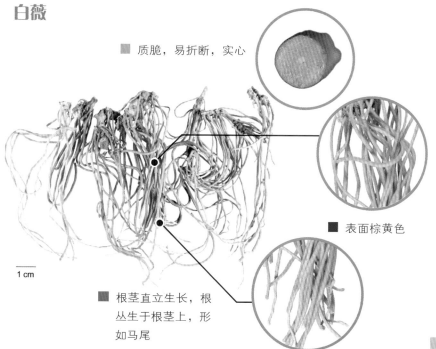

■ 质脆，易折断，实心

■ 表面棕黄色

■ 根茎直立生长，根丛生于根茎上，形如马尾

1 cm

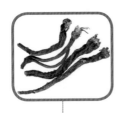

白头翁

与

声色草

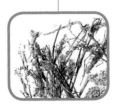

白头翁 **Bai Tou Weng** Pulsatillae Radix	**声色草** **Sheng Se Cao** Polycarpaeae Corymbosae Herba

来源

毛茛科植物白头翁 *Pulsatilla chinensis*（Bge.）Regel 的根。

石竹科植物白鼓钉 *Polycarpaea corymbosa*（L.）Lam. 的全草。

性味功效

味苦，性寒。
清热解毒，凉血止痢。

味淡，性凉。
清热解毒，利湿，化积。

品质要求

以条粗长、质坚实、顶端丛生白色茸毛者为佳。

以植株矮、茎幼嫩、花叶多者为佳。

评注

白头翁市售混淆品种很多，多为根头部有白茸或花、叶白色的植物。声色草为白头翁混淆品之一，有"广白头翁"之称。白头翁与声色草来源相去甚远，应严格区分。

白头翁

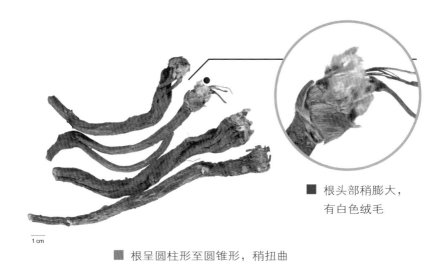

1 cm

■ 根头部稍膨大，
有白色绒毛

■ 根呈圆柱形至圆锥形，稍扭曲

声色草

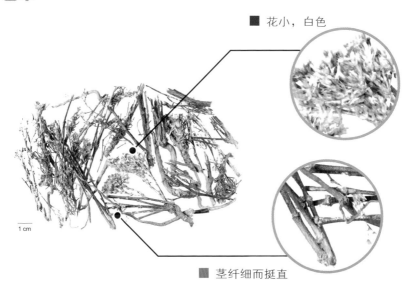

■ 花小，白色

1 cm

■ 茎纤细而挺直

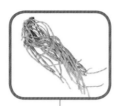

白薇

与

毛大丁草

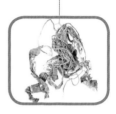

白薇 **Bai Wei** Cynanchi Atrati Radix et Rhizama	**毛大丁草** **Mao Da Ding Cao** *Gerbera piloselloides* (Linn.) Cass
来源	萝藦科植物白薇 *Cynanchum atratum* Bge. 的根及根茎。	菊科植物毛大丁草 *Gerbera piloselloides*（L.）Cass. 的全草。

来源

萝藦科植物白薇 *Cynanchum atratum* Bge. 的根及根茎。

菊科植物毛大丁草 *Gerbera piloselloides*（L.）Cass. 的全草。

性味功效

味苦、咸，性寒。
清热凉血，利尿通淋，解毒疗疮。

味辛、平，性凉。
清热解毒，宣肺止咳，行气活血。

品质要求

以根粗长、条匀、色黄棕、味苦者为佳。

以叶多、少破碎者为佳。

评注

《中国药典》尚收载有同属植物蔓生白薇 C. *versicolor* Bge. 的根及根茎，亦作白薇药用。毛大丁草有白眉草之称，发音与白薇相近，为名称混淆。白薇与毛大丁草来源相去甚远，功效不同，应严格区分。

白薇

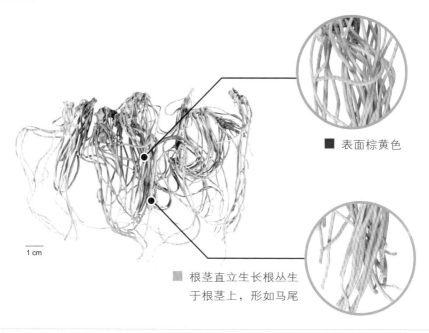

■ 表面棕黄色

1 cm

■ 根茎直立生长根丛生
于根茎上，形如马尾

毛大丁草

■ 根茎丛生多数须根

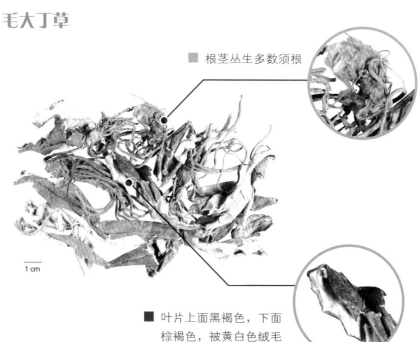

1 cm

■ 叶片上面黑褐色，下面
棕褐色，被黄白色绒毛

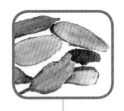

白蔹

与

土白蔹

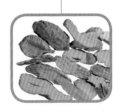

白蔹 **Bai Lian** Ampelopsis Radix	**土白蔹** **Tu Bai Lian** Zehneriae Indicae Radix

来源

葡萄科植物白蔹 *Ampelopsis japonica* (Thunb.) Makino 的块根。

葫芦科植物马㼎儿 *Zehneria indica* (Lour.) Keraudren 的块茎。

性味功效

味苦，性微寒。
清热解毒，消痈散结。

味苦、甘，性凉。
清热解毒，祛痰利湿，散结消肿。

品质要求

以肥大、断面粉红色、粉性足者为佳。

以片块大，切面粉白色，粉性足，人尿样臭气明显者为佳。

评注

白蔹的习用品为土白蔹。土白蔹在香港、广东等地历史上习惯作白蔹使用，被收入《广东中药志》。白蔹与土白蔹在来源上相去甚远，应区别使用。

白蔹

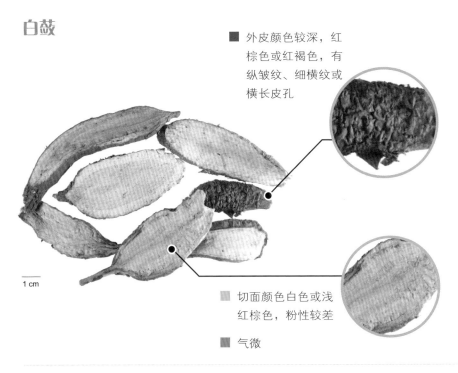

■ 外皮颜色较深，红棕色或红褐色，有纵皱纹、细横纹或横长皮孔

■ 切面颜色白色或浅红棕色，粉性较差

■ 气微

1 cm

土白蔹

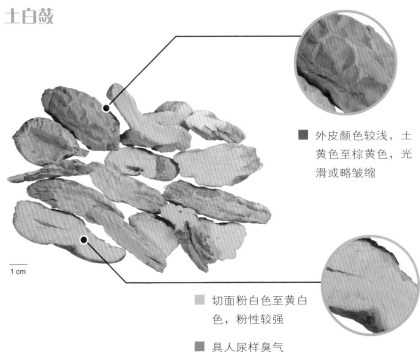

■ 外皮颜色较浅，土黄色至棕黄色，光滑或略皱缩

■ 切面粉白色至黄白色，粉性较强

■ 具人尿样臭气

1 cm

石菖蒲

与

水菖蒲

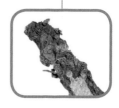

石菖蒲 **Shi Chang Pu** Acori Tatarinowii Rhizoma	水菖蒲 **Shui Chang Pu** Acori Calami Rhizoma

来源

天南星科植物石菖蒲 *Acorus tatarinowii* Schott 的干燥根茎。

天南星科植物水菖蒲 *Acorus calamus* L. 干燥根茎。

性味功效

味辛、苦，性温。
化湿开胃，开窍豁痰，
醒神益智。

味辛、苦，性温。
化痰开窍，除湿健胃，
杀虫止痒。

品质要求

以条粗、断面色类白、香气浓者为佳。

以根茎粗大、表面黄白色、去尽鳞叶及须根者为佳。

评注

石菖蒲是传统使用的品种，已被《中国药典》收载。水菖蒲在民间一些地区亦作药用，与石菖蒲功效类似。现代研究显示两者所含的挥发油成分有差异。

石菖蒲

- 根茎多弯曲，常有分枝，直径0.3～1cm

- 表面红棕色或灰棕色，粗糙，具环节，节间长度0.2～0.8 cm

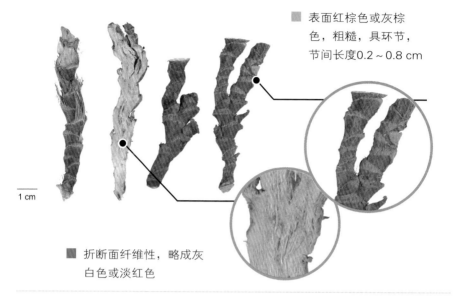

1 cm

- 折断面纤维性，略成灰白色或淡红色

水菖蒲

- 根茎略弯曲，少有分枝，直径1～1.5cm

- 表面灰棕色至棕色，有细纵纹，具环节，节间长度0.2～1.5cm

1 cm

- 折断面海绵样，淡棕色

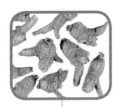

西洋参

与

人参

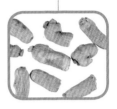

西洋参 **Xi Yang Shen** Panacis Quinquefolii Radix	**人参** **Ren Shen** Ginseng Radix et Rhizonna
来源 五加科植物西洋参 *Panax quinquefolium* L. 的根。	五加科植物人参 *Panax gin-seng* C.A.Mey. 的根和根茎。
性味 功效 味甘、微苦，性凉。 补气养阴，清热生津。	味甘、微苦，性微温。 补气，复脉固脱，补脾益肺，生津养血，安神益智。
品质 要求 以条匀、质硬、表面横纹紧密、气清香、味浓者为佳。	以支大、质硬、完整者为佳。

评注 西洋参俗称"花旗参"，始载于《本草纲目拾遗》，因其最初产自美国、加拿大等北美洲地区，故得名。现我国东北、华北等地均有栽培。西洋参与人参性味功效有异，应区别使用。西洋参味甘苦，人参则味微苦、甘，略带草青味。红参是以鲜人参为原料，经刷洗、蒸制、烘干而制成，与人参相比，性温。

西洋参

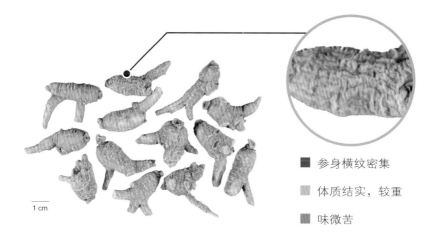

1 cm

■ 参身横纹密集

■ 体质结实，较重

■ 味微苦

人参

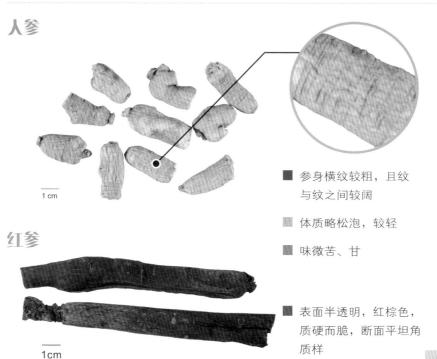

1 cm

■ 参身横纹较粗，且纹与纹之间较阔

■ 体质略松泡，较轻

■ 味微苦、甘

红参

1cm

■ 表面半透明，红棕色，质硬而脆，断面平坦角质样

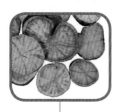

防己

与

广防己

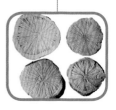

防己 **Fang Ji** Stephaniae Tetrandrae Radix	广防己 **Guang Fang Ji** Aristolochiae Fangchi Radix
防己科植物粉防己 *Stephania tetrandra* S.Moore 的根。	马兜铃科植物广防己 *Aristo-lochia fangchi* Y.C. Wu ex L. D. Chou et S.M. Hwang 的根。
味苦，性寒。 利水消肿，祛风止痛。	味苦、辛，性寒；有毒。 祛风止痛，清热利水。
以身干、质坚实、粉性大者为佳。	以块大、粗细均匀、粉性大者为佳。

评注 防己始载于《神农本草经》，不含马兜铃酸类成分。广防己混用为防己是因名称类似。广防己为马兜铃科植物，含有马兜铃酸类成分，长期大量使用能引起急性肾衰、慢性肾衰、肾小管坏死、尿道癌等肾病。2004年香港卫生署已通报停止使用广防己。

防己

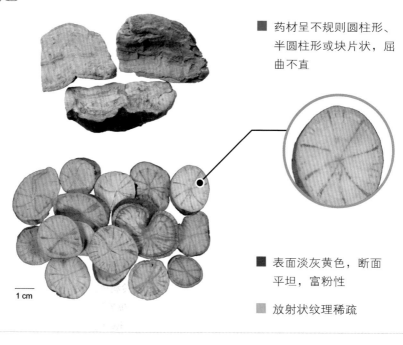

■ 药材呈不规则圆柱形、半圆柱形或块片状，屈曲不直

■ 表面淡灰黄色，断面平坦，富粉性

■ 放射状纹理稀疏

1 cm

广防己

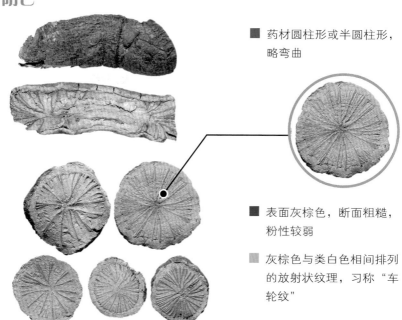

■ 药材圆柱形或半圆柱形，略弯曲

■ 表面灰棕色，断面粗糙，粉性较弱

■ 灰棕色与类白色相间排列的放射状纹理，习称"车轮纹"

1cm

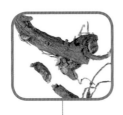

京大戟

与

红大戟

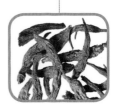

京大戟
Jing Da Ji
Euphorbiae Pekinensis Radix

红大戟
Hong Da Ji
Knoxia Valerianoides Thorel et Pitard

来源

大戟科植物大戟 *Euphorbia pekinensis* Rupr. 的根。

茜草科植物红大戟 *Knoxia valerianoides* Thorel et Pitard 的块根。

性味功效

味苦，性寒；有毒。
泻水逐饮，消肿散结。

味苦，性寒；有小毒。
泻水逐饮，消肿散结。

品质要求

以条粗、断面色白者为佳。

以个大、质坚实、色红褐者为佳。

评注

历代本草所沿用的大戟，系大戟科的京大戟。京大戟在国内分布甚广，但应用较少。现全国使用最广的是茜草科红大戟，又名"红牙大戟"，因其外皮紫红色而状如兽牙得名。红大戟在本草书籍中未见收载，为新近出现品种。现《中国药典》已明确分立条目，应区别使用。

京大戟

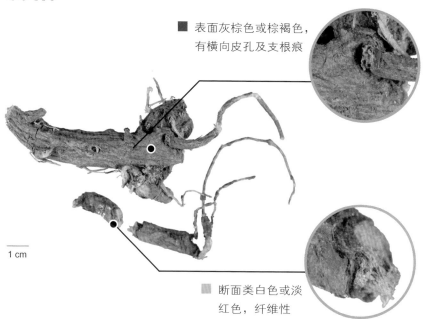

■ 表面灰棕色或棕褐色，有横向皮孔及支根痕

1 cm

■ 断面类白色或淡红色，纤维性

红大戟

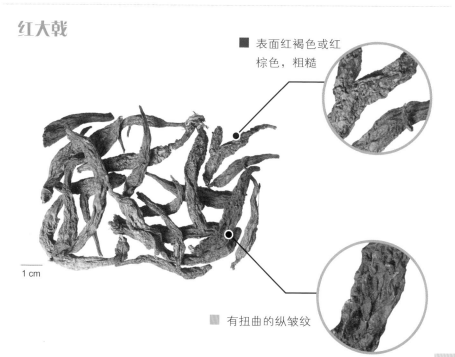

■ 表面红褐色或红棕色，粗糙

1 cm

■ 有扭曲的纵皱纹

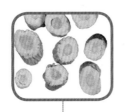

板蓝根

与

南板蓝根

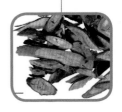

板蓝根
Ban Lan Gen
Isatidis Radix

南板蓝根
Nan Ban Lan Gen
Baphicacanthis Cusiae Rhizoma et Radix

来源

十字花科植物菘蓝 *Isatis indigotica* Fort. 的根。

爵床科植物马蓝 *Baphicacan-thus cusia* (Nees) Bremek. 的根茎和根。

性味功效

味苦，性寒。
清热解毒，凉血利咽。

味苦，性寒。
清热解毒，凉血消斑。

品质要求

以条长、粗大、体实者为佳。

以条长、粗细均匀者为佳。

评注 菘蓝根以药材名板蓝根为《中国药典》收载。马蓝根及根茎，在香港及广东习用，现已被《中国药典》以药材名南板蓝根收载。香港市售的板蓝根多为马蓝的地上茎，其与马蓝根和根茎的化学成分、功效对比研究有待深入。

板蓝根

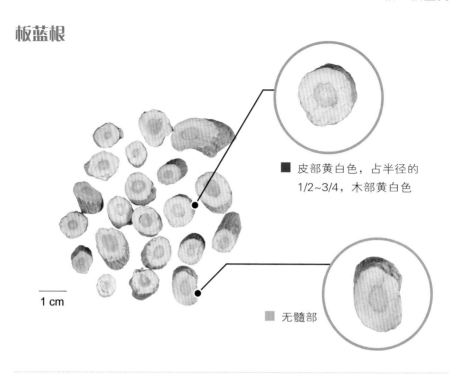

1 cm

■ 皮部黄白色，占半径的
1/2~3/4，木部黄白色

■ 无髓部

南板蓝根

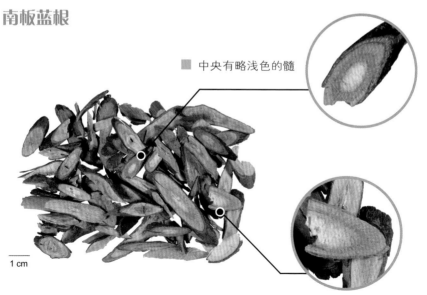

■ 中央有略浅色的髓

1 cm

■ 断面略呈纤维性，浅灰
黄色而略带蓝色

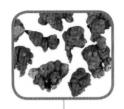

金荞麦

与

荞麦

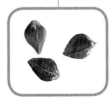

金荞麦 **Jin Qiao Mai** Fagopyri Dibotryis Rhizoma	**荞麦** **Qiao Mai** Fagopyri Esculenti Semen
蓼科植物金荞麦 *Fagopyrum dibotrys*（D.Don）Hara 的根茎。	蓼科植物荞麦 *Fagopyrum esculentum* Moench 的种子。
味微辛、涩，性凉。 清热解毒，排脓祛瘀。	味甘、微酸，性寒。 健脾消积，下气宽肠，解毒敛疮。
以个大、质坚硬者为佳。	以粒大饱满、断面粉白色、富粉性者为佳。

 金荞麦的混淆品为荞麦。金荞麦和荞麦两者因为名称相似而引致混淆，两者来源、药用部位及功效均不同，应严格区分。

金荞麦

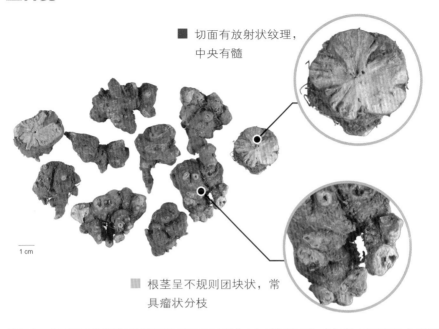

■ 切面有放射状纹理，中央有髓

▧ 根茎呈不规则团块状，常具瘤状分枝

1 cm

荞麦

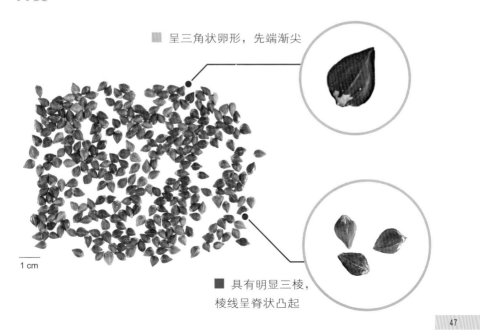

▧ 呈三角状卵形，先端渐尖

1 cm

■ 具有明显三棱，棱线呈脊状凸起

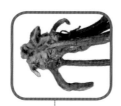

威灵仙

与

鬼臼

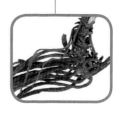

威灵仙 **Wei Ling Xian** Clematidis Radix et Rhizoma	鬼臼 **Gui Jiu** Sinopodophylli Hexandri Radix et Rhizoma

毛茛科植物威灵仙 *Clematis chinensis Osbeck* 的根及根茎。

小檗科植物桃儿七 *Sinopodo-phyllum hexandrum*（Royle）Ying 的根及根茎。

味辛、咸，性温。
祛风除湿，通络止痛。

味辛、苦，性温；有毒。
祛风除湿，活血止痛，祛痰止咳。

以条匀、粗肥坚实、皮黑、肉白者为佳。

无明确规格。

评注 威灵仙的混淆品为鬼臼。《中国药典》尚收载同属植物棉团铁线莲 *C. hexapetala* Pall.或东北铁线莲 *C. manshurica* Rupr.的根及根茎，亦作威灵仙药用。鬼臼非威灵仙，而且其本身具有一定的毒性，曾发生误用中毒事件，应特别注意。

威灵仙

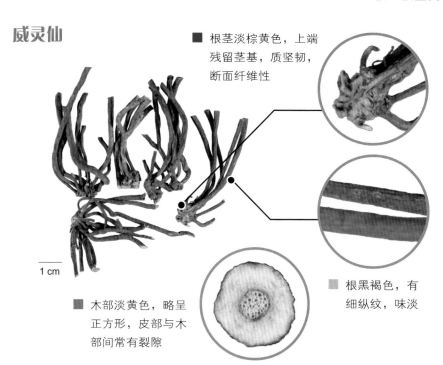

■ 根茎淡棕黄色，上端残留茎基，质坚韧，断面纤维性

■ 根黑褐色，有细纵纹，味淡

■ 木部淡黄色，略呈正方形，皮部与木部间常有裂隙

1 cm

鬼臼

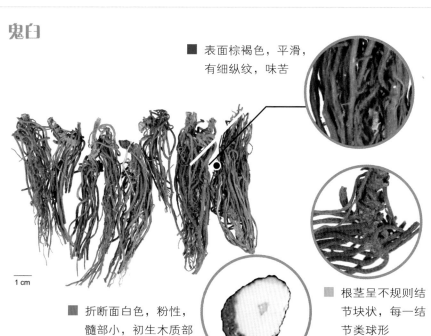

■ 表面棕褐色，平滑，有细纵纹，味苦

■ 根茎呈不规则结节块状，每一结节类球形

■ 折断面白色，粉性，髓部小，初生木质部4至5原型

1 cm

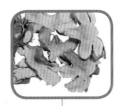

射干

与

射干苗

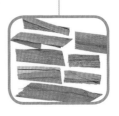

射干 **She Gan** Belamcandae Rhizoma	**射干苗** **She Gan Miao** Belamcandae Herba
鸢尾科植物射干 *Belamcanda chinensis* (L.) DC. 的根茎。	鸢尾科植物射干 *Belamcanda chinensis* (L.) DC. 地上部分。
味苦，性寒。 清热解毒，消痰利咽。	无特别记述。
以粗状、质硬、断面色黄者为佳。	无明确规格。

评注 射干的混淆品为射干苗。香港地区目前市售的射干药材有一部分是射干的地上部分。虽然二者来源自同一植物，但不同部位特别是地上与地下部位功效往往不同。在传统本草书籍中尚未查见有射干地上部分入药的记载。射干的入药部分应参照《中国药典》，即用其根茎入药。射干苗是否有药用价值，应另行探讨。

射干

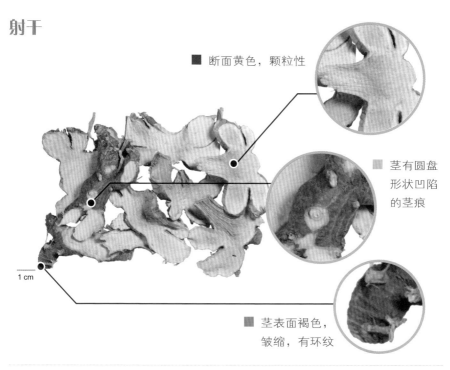

■ 断面黄色，颗粒性

■ 茎有圆盘
形状凹陷
的茎痕

1 cm

■ 茎表面褐色，
皱缩，有环纹

射干苗

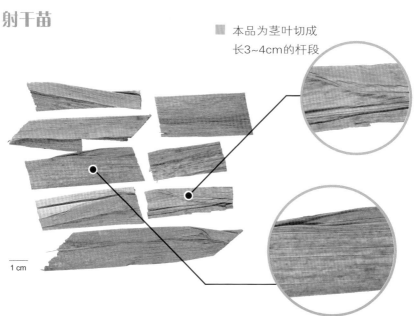

■ 本品为茎叶切成
长3~4cm的杆段

1 cm

■ 表面黄褐色或棕黑褐色，
叶脉平行

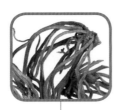

徐长卿

与

徐长卿全草

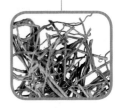

徐长卿 **Xu Chang Qing** Cynanchi Paniculati Radix et Rhizoma	**徐长卿全草** **Xu Chang Qing Quan Cao** Cynanchi Paniculati Herba
萝藦科植物徐长卿 *Cynanchum paniculatum* (Bge.) Kitag 的根及根茎。	萝藦科植物徐长卿 *Cynanchum paniculatum* (Bge.) Kitag 的带根全草。
味辛，性温。 祛风化湿，止痛止痒。	无特别记述。
以香气浓者为佳。	无明确规格。

 徐长卿的混淆品为徐长卿全草。徐长卿的入药部分应参照《中国药典》，即其根及根状茎。徐长卿的地上部分是否有药用价值，应另行探讨。

徐长卿

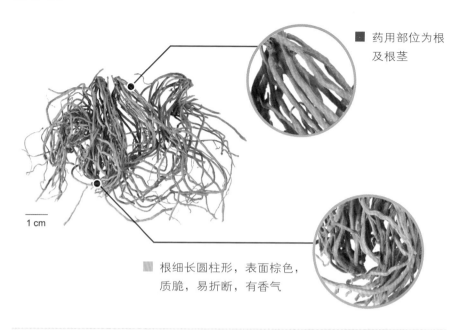

■ 药用部位为根及根茎

■ 根细长圆柱形，表面棕色，质脆，易折断，有香气

1 cm

徐长卿全草

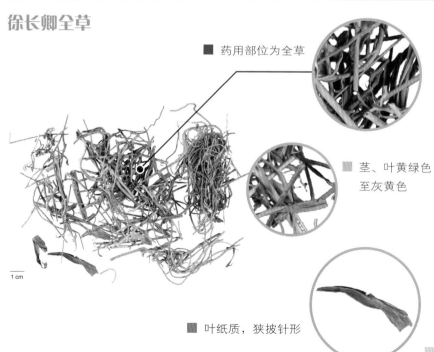

■ 药用部位为全草

■ 茎、叶黄绿色至灰黄色

■ 叶纸质，狭披针形

1 cm

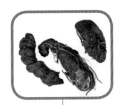

拳参

与

重楼

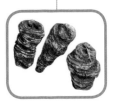

拳参
Quan Shen
Bistortae Rhizoma

重楼
Chong Lou
Paridis Rhizoma

来源

蓼科植物拳参 *Polygonum bistorta* L. 的根茎。

百合科植物七叶一枝花 *Paris polyphylla* Smith var. *chinensis* （Franch.）Hara 的根茎。

性味功效

味苦、涩，性微寒。
清热解毒，消肿止血。

味苦，性微寒；有小毒。
清热解毒，消肿止痛，凉肝定惊。

以粗大、坚硬、断面白色者为佳。

品质要求

以粗大、坚硬、断面浅红棕色者为佳。

评注

拳参在药材商品中习称"草河车"或"重楼"。《中国药典》尚收载同属植物云南重楼 *P. polyphylla* Smith var. *yunnanensis* （Franch.）Hand.–Mazz的根茎，亦作重楼药用。拳参与重楼来源相去甚远，功效不同，应区别使用。

拳参

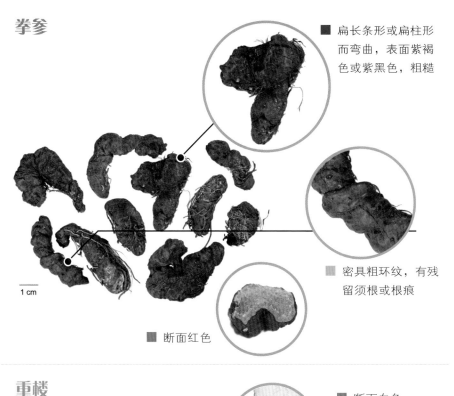

■ 扁长条形或扁柱形
而弯曲，表面紫褐
色或紫黑色，粗糙

■ 密具粗环纹，有残
留须根或根痕

■ 断面红色

1 cm

重楼

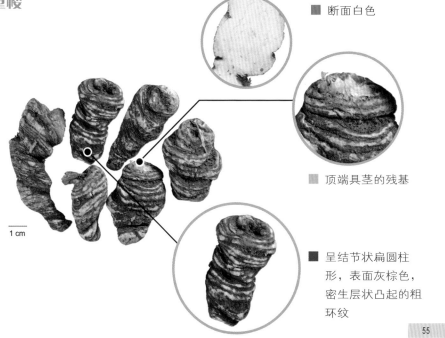

■ 断面白色

■ 顶端具茎的残基

■ 呈结节状扁圆柱
形，表面灰棕色，
密生层状凸起的粗
环纹

1 cm

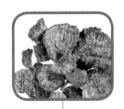

狼毒

与

广东狼毒

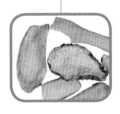

狼毒 **Lang Du** Euphorbiae Fischerianae Radix	**广东狼毒** **Guang Dong Lang Du** Alocasiae Macrorrhizae Rhizoma

来源 大戟科植物狼毒大戟 *Euphorbia fischeriana* Steud. 的根。

天南星科植物海芋 *Alocasia macrorrhiza* (L.) Schott 的根茎或茎。

性味功效 味辛，性平；有毒。
破积杀虫，拔毒祛腐，除湿止痒。

味辛，性寒；有毒。
清热解毒，行气止痛，散结消肿。

品质要求 以粗壮、均匀者为佳。

以片大、黄白色、粉性足者为佳。

评注 狼毒大戟为现时狼毒商品的主流。同属植物月腺大戟*E.ebrac-teolata* Hayata和瑞香科植物瑞香狼毒*Stellera chamaejasme* L.的根，均为香港第一类别中药材（毒剧）名单收录品种。狼毒大戟的地区习用品为广东狼毒，在《广东中药志》有记载。狼毒与广东狼毒均为毒剧中药，使用更应慎重。

狼毒

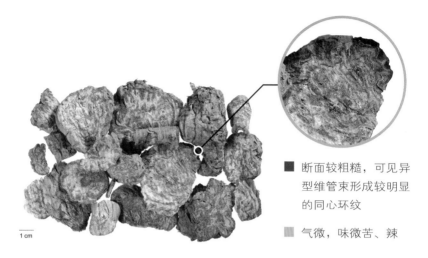

1 cm

■ 断面较粗糙，可见异型维管束形成较明显的同心环纹

▌ 气微，味微苦、辣

广东狼毒

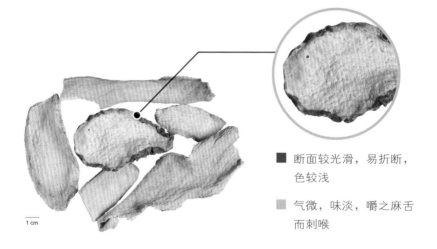

1 cm

■ 断面较光滑，易折断，色较浅

▌ 气微，味淡，嚼之麻舌而刺喉

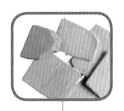

粉葛

与

葛根

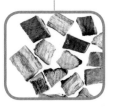

粉葛 **Fen Ge** Puerariae Thomsonii Radix	**葛根** **Ge Gen** Puerariae Lobatae Radix
来源 豆科植物甘葛藤 *Pueraria thomsonii* Benth. 的干燥根。	豆科植物野葛 *Pueraria lobata* (Willd.) Ohwi 的干燥根。
性味功效 味甘、辛，性凉。 解肌退热，生津，透疹，升阳止泻。	味甘、辛，性凉。 解肌退热，生津，透疹，升阳止泻。
品质要求 以块大、质坚实、色白粉性足、纤维少为佳。	以块大、质坚实、色白粉性足、纤维少为佳。

评注 《中国药典》将葛根（野葛）与粉葛分列条目。经本草考证，前人治病多用野葛，而粉葛主要用于食品。现代研究显示，两者具有相似的化学成分和药理活性。

粉葛

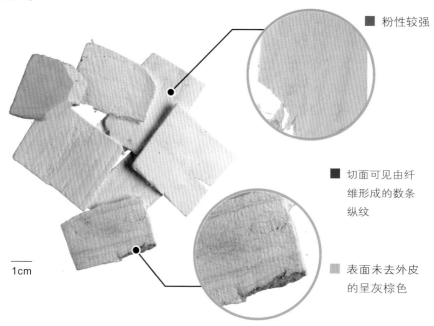

■ 粉性较强

■ 切面可见由纤维形成的数条纵纹

■ 表面未去外皮的呈灰棕色

1cm

葛根

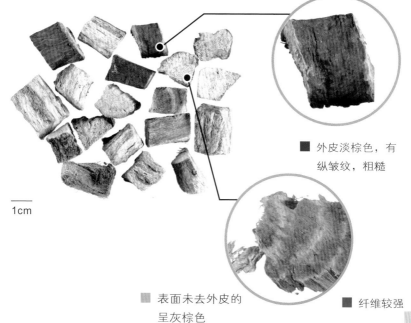

■ 外皮淡棕色，有纵皱纹，粗糙

1cm

■ 表面未去外皮的呈灰棕色

■ 纤维较强

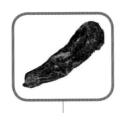

草乌

与

川乌

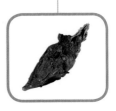

草乌 **Cao Wu** Aconiti Kusnezoffii Radix	**川乌** **Chuan Wu** Aconiti Radix
毛茛科植物北乌头 *Aconitum kusnezoffii* Reichb. 的块根。	毛茛科植物乌头 *Aconitum carmichaeli* Debx. 的母根。
味辛、苦，性热；有大毒。 祛风除湿，温经散寒，消肿止痛。	味辛、苦，性热；有大毒。 祛风除湿，温经散寒止痛。
以个大、质坚实、断面灰白色者为佳。	以饱满、质坚实、断面色白者为佳。

评注 草乌的混淆品为川乌，二者因名称相似以致混淆，其功效有所不同，应区别使用。生草乌和生川乌均为香港第一类别药材（毒剧）名单收录品种，其炮制品制川乌和制草乌为第二类别中药材名单收录品种。草乌因分布于华北、东北，故名北乌头。川乌主产于四川，其主根（母根）为乌头，侧根（子根）为附子。

草乌

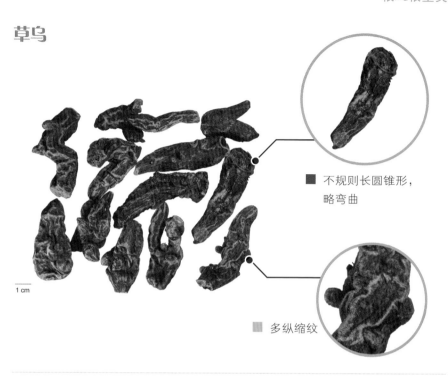

■ 不规则长圆锥形，略弯曲

■ 多纵缩纹

川乌

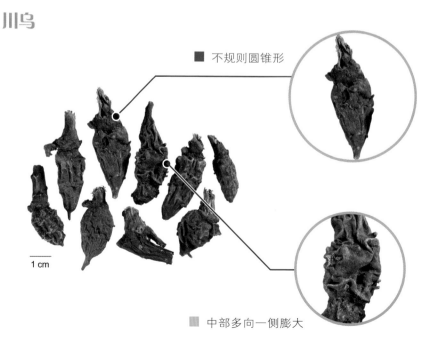

■ 不规则圆锥形

■ 中部多向一侧膨大

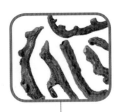

骨碎补

与

大碎补

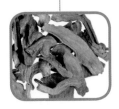

骨碎补
Gu Sui Bu
Drynariae Rhizoma

大碎补
Da Sui Bu
Pseudodrynariae Coronantis Rhizoma

水龙骨科植物槲蕨 *Drynaria fortunei* (Kunze) J. Sm. 的根茎。

水龙骨科植物崖姜蕨 *Pseudo–drynaria coronans* (Wall.) Ching 的根茎。

味苦，性温。
补肾壮骨，续伤止痛。

味苦，性温。
补肾壮骨，续伤止痛。

以条粗大、棕色者为佳。

以条粗大、棕色者为佳。

槲蕨为骨碎补的代表种，收录于《中国药典》。崖姜蕨在广东与香港称"大碎补"，为骨碎补的地方习用品，收载于《广东中药志》。以上两药的化学成分与临床疗效对比研究有待深入。在华南地区，骨碎补科植物华南骨碎补*Davallia formosana* Hayata亦为骨碎补的习用品。

骨碎补

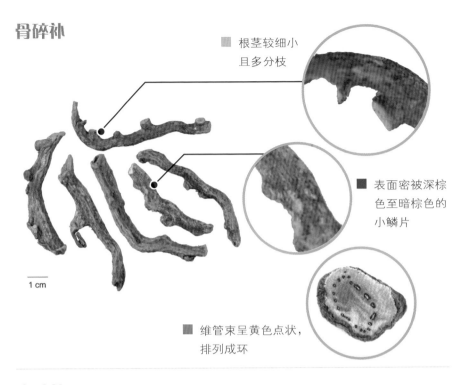

■ 根茎较细小
且多分枝

■ 表面密被深棕
色至暗棕色的
小鳞片

■ 维管束呈黄色点状，
排列成环

1 cm

大碎补

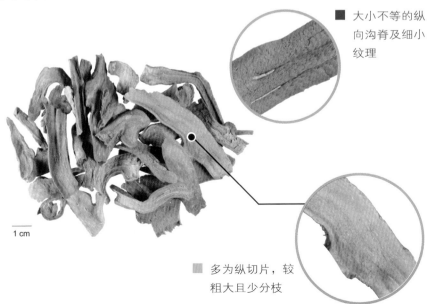

■ 大小不等的纵
向沟脊及细小
纹理

■ 多为纵切片，较
粗大且少分枝

1 cm

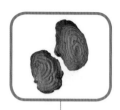

商陆

与

姜商陆

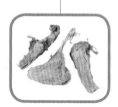

商陆 **Shang Lu** Phytolaccae Radix	**姜商陆** **Jiang Shang Lu** Costi Speciosi Rhizoma
商陆科植物商陆 *Phytolacca acinosa* Roxb. 的根。	姜科植物闭鞘姜 *Costus speciosus* (Koen.) Smith 的根茎。
味苦，性寒；有毒。 逐水消肿，通利二便，解毒散结。	味辛，性寒；有毒。 利水消肿，清热解毒。
以块片大、质松、色黄白、"罗盘纹"明显而少、有粉性者为佳。	以片块均匀、质松软、色灰黄者为佳。

评注 《中国药典》尚收载有同科植物垂序商陆 *P.americana* L. 的根，亦作商陆药用。姜商陆另收载于《广东中药志》，为地区习惯用药。商陆与姜商陆来源相去甚远，应区别使用。

商陆

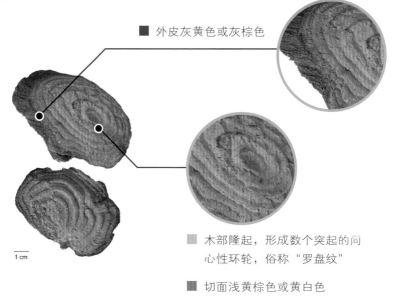

■ 外皮灰黄色或灰棕色

1 cm

■ 木部隆起，形成数个突起的同心性环轮，俗称"罗盘纹"

■ 切面浅黄棕色或黄白色

姜商陆

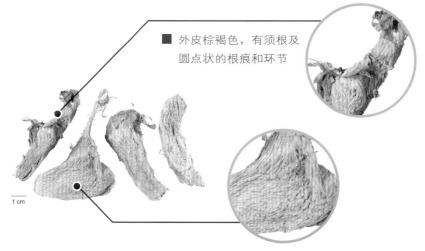

■ 外皮棕褐色，有须根及圆点状的根痕和环节

1 cm

■ 点状突起的微管束

■ 切面淡灰黄色，粗糙，纤维性强

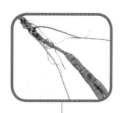

野生人参

与

栽培人参

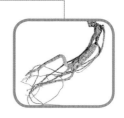

野生人参 **Ye Sheng Ren Shen** Ginseng (Wild) Radix	**栽培人参** **Zai Pei Ren Shen** Ginseng (Cultivated) Radix

来源

五加科植物人参 *Panax gin-seng* C. A. Mey. 的根。

五加科植物人参 *Panax gin-seng* C. A. Mey. 的根。

性味功效

味甘、微苦，性平。
大补元气，复脉固脱，补脾益肺，生津，安神。

味甘、微苦，性平。
大补元气，复脉固脱，补脾益肺，生津，安神。

品质要求

以支大、质结实、横纹细密、气浓者为佳。

以支大、完整者为佳。

评注　人参始载于《神农本草经》，列为上品，习以野生者为佳，多产自吉林省长白山一带，故又称"长白山野生人参"。虽然野生人参与栽培人参文献记载功效相同，但实际疗效和市场价格有很大区别。市场上有以栽培人参加工仿制野生人参者，俗称"工艺参"（如图所示），两者价格相差悬殊。

野生人参

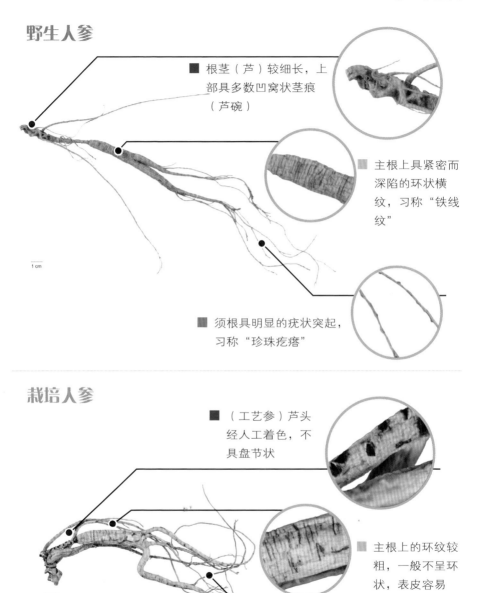

■ 根茎（芦）较细长，上部具多数凹窝状茎痕（芦碗）

■ 主根上具紧密而深陷的环状横纹，习称"铁线纹"

1 cm

■ 须根具明显的疣状突起，习称"珍珠疙瘩"

栽培人参

■（工艺参）芦头经人工着色，不具盘节状

■ 主根上的环纹较粗，一般不呈环状，表皮容易剥落

1 cm

■ 须根疣状突起不明显

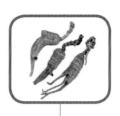

野生西洋参

与

栽培西洋参

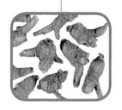

野生西洋参 **Ye Sheng Xi Yang Shen** Panacis Quinquefolii Radix (Wild)	**栽培西洋参** **Zai Pei Xi Yang Shen** Panacis Quinquefolii Radix (Cultivated)
五加科植物西洋参 *Panax qu-inquefolium* L. 的根。	五加科植物西洋参 *Panax qu-inquefolium* L. 的根。
味甘、微苦，性凉。 补气养阴，清热生津。	味甘、微苦，性凉。 补气养阴，清热生津。
以气清香味浓、横纹细密而身轻者为佳。	以条句、质结实、表面横纹紧密、气清香、味浓者为佳。

评注 野生西洋参指在自然环境下生长者，其主产于美国，故又称野生花旗参。西洋参则用人工栽培的方法生长，故又称栽培西洋参。虽然两者文献记载功效相同，但实际疗效和市场价格有很大区别，两者价格相差悬殊。

野生西洋参

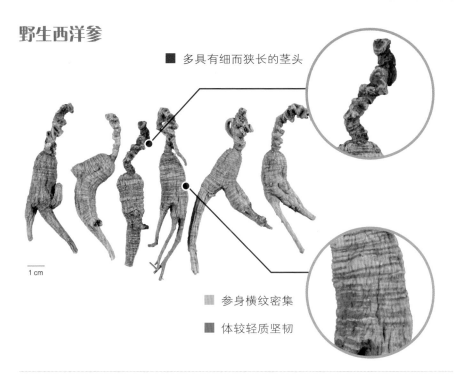

■ 多具有细而狭长的茎头

■ 参身横纹密集

■ 体较轻质坚韧

1 cm

栽培西洋参

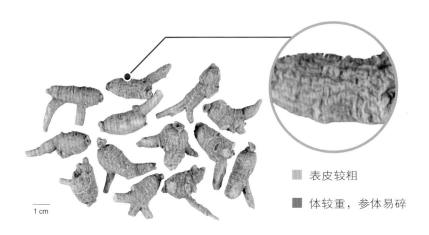

■ 表皮较粗

■ 体较重，参体易碎

1 cm

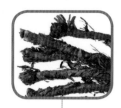

新疆紫草

与

紫草

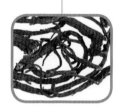

新疆紫草 **Xin Jiang Zi Cao** Arnediae Radix	**紫草** **Zi Cao** Lithospermi Radix
来源 紫草科植物新疆紫草 *Arnebia euchroma* (Royle) Johnst. 的干燥根。	紫草科植物紫草 *Lithospermum erythrorhizon* Sieb. et Zucc. 的干燥根。
性味功效 味甘、咸，性寒。 凉血，活血，解毒透疹。	味甘、咸，性寒。 凉血，活血，解毒透疹。
品质要求 以条粗长、肥大、色紫、皮厚、木心小者为佳。	以条粗长、肥大、色紫、皮厚、木心小者为佳。

评注 本草考证认为紫草是中药"紫草"最早的使用品种，又称"硬紫草"。新疆紫草，称为"软紫草"，目前为中药"紫草"的主要来源。《中国药典》（2005年版）仅收载了新疆紫草及同属的内蒙紫草 *Arnebia guttata* Bunge 为中药"紫草"的来源植物。

新疆紫草

■ 皮部疏松，呈条形片状，
常10余层重叠，易剥落

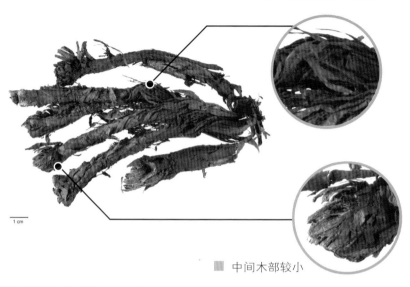

1 cm

■ 中间木部较小

紫草

■ 表面粗糙有纵纹；
皮部薄，易剥落

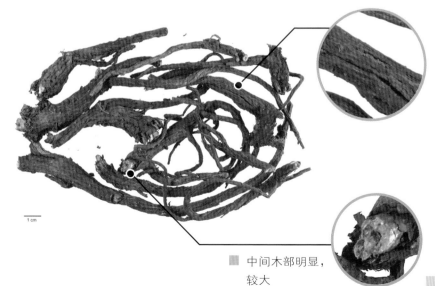

1 cm

■ 中间木部明显，
较大

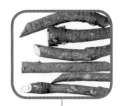

黄芪

与

红芪

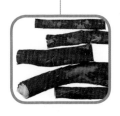

黄芪 **Huang Qi** Astragali Radix	**红芪** **Hong Qi** Hedysari Radix
来源 豆科植物蒙古黄芪 *Astragalus membranaceus* (Fisch.) Bge. var. *mongholicus* (Bge.) Hsiao 的干燥根。	豆科植物多序岩黄芪 *Hedysarum polybotrys* Hand.–Mazz. 的干燥根。
性味功效 味甘，性温。 补气固表，利尿托毒，排脓，敛疮生肌。	味甘，性微温。 固表止汗，补气利尿，托毒敛疮。 以粉质多、味甘者为佳。
品质要求 以条粗长、皱纹少、质坚而绵、断面色黄白、粉性足、味甘者为佳。	

 评注 黄芪始载于《神农本草经》，列为上品。红芪之名最早在《名医别录》"黄芪"项下提及。两者作为单独条目均被《中国药典》收载。现代研究显示黄芪和红芪均具有增强免疫作用，对心血管系统也有一定活性。但两者来源于不同属，化学成分和药理活性的评价有待深入研究。

黄芪

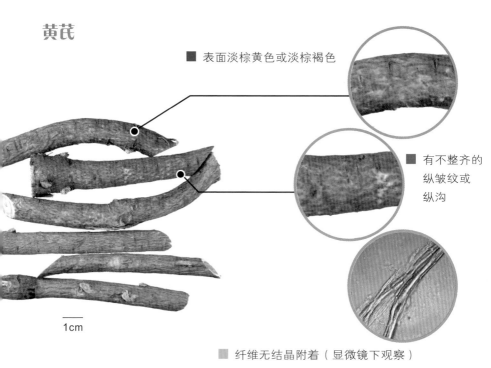

■ 表面淡棕黄色或淡棕褐色

■ 有不整齐的纵皱纹或纵沟

1cm

■ 纤维无结晶附着（显微镜下观察）

红芪

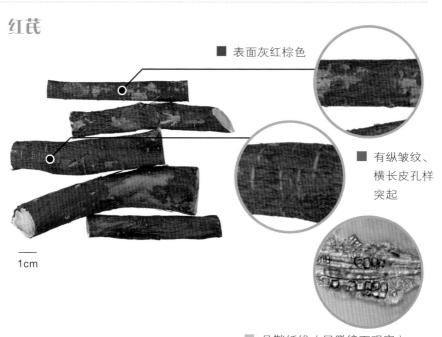

■ 表面灰红棕色

■ 有纵皱纹、横长皮孔样突起

1cm

■ 晶鞘纤维（显微镜下观察）

雷公藤

与

大果飞蛾藤

| 雷公藤
Lei Gong Teng
Tripterygii Radix et Rhizoma | 大果飞蛾藤
Ding Gong Fei E Teng
Erycibes Caulis |

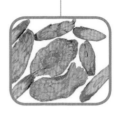

 卫矛科植物雷公藤 *Tripterygium wilfordii* Hook. f. 根的木质部。　　旋花科植物大果飞蛾藤 *Porana sinensis* Hemsl. 的藤茎。

 味苦、辛，性凉；有大毒。　　味辛，性温；有小毒。
祛风除湿，活血通络，消肿止痛，　　祛风除湿，消肿止痛。
杀虫解毒。

 以粗大均匀、质实者为佳。　　以粗壮、均匀者为佳。

评注 雷公藤有大毒，毒副作用以胃肠道反应最明显，故有断肠草之名。雷公藤的毒性主要集中在皮部，用药常刮去。大果飞蛾藤为雷公藤的混淆品种，二者来源相去甚远，功效有异，应当严格区别。大果飞蛾藤还是目前市售中药丁公藤（《中国药典》）规定来源种，为丁公藤 *Erycibe obtusfolia* Benth.或光叶丁公藤 *E. Schmidtii* Craib的主流品种与事实上的代用品。大果飞蛾藤与丁公藤虽均来源于旋花科，但两者在化学、药理、临床疗效方面的对比研究有待深入。

雷公藤

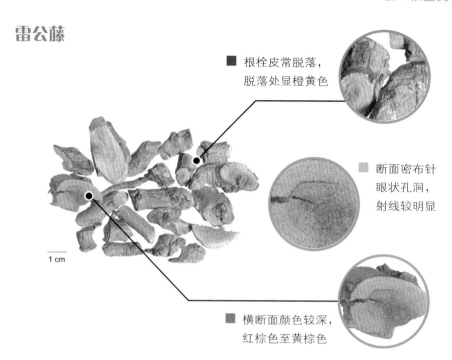

■ 根栓皮常脱落，脱落处显橙黄色

■ 断面密布针眼状孔洞，射线较明显

1 cm

■ 横断面颜色较深，红棕色至黄棕色

大果飞蛾藤

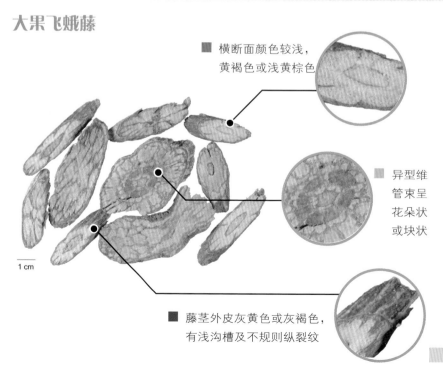

■ 横断面颜色较浅，黄褐色或浅黄棕色

■ 异型维管束呈花朵状或块状

1 cm

■ 藤茎外皮灰黄色或灰褐色，有浅沟槽及不规则纵裂纹

绵马贯众

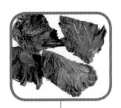

与

苏铁蕨贯众

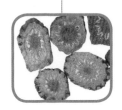

绵马贯众 **Mian Ma Guan Zhong** Dryopteridis Crassirhizomatis Rhizoma	苏铁蕨贯众 **Su Tie Jue Guan Zhong** Braineae Insignis Rhizoma
来源 鳞毛蕨科植物粗茎鳞毛蕨 *Dryopteris crassirhizoma* Nakai 的根茎及叶柄残基。	乌毛蕨科植物苏铁蕨 *Brainea insignis* (Hook.) J.Smith 的根茎。
性味功效 味苦,性微寒;有小毒。清热解毒,杀虫。	味微涩,性凉。清热解毒,活血止血,驱虫。
品质要求 以个大、质坚实、叶柄断面棕绿色者为佳。	无明确规格。

评注 全国各地使用的贯众,其植物来源共有5科29种之多。绵马贯众为中药贯众的代表种,收录于《中国药典》。苏铁蕨贯众为地方习用品,两药的化学成分与临床疗效对比研究有待深入。

绵马贯众

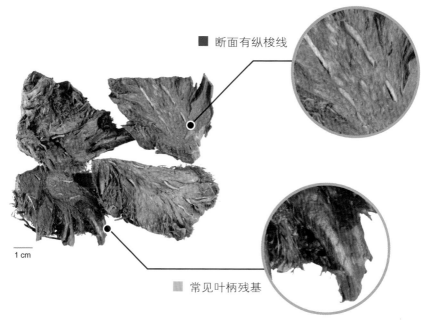

■ 断面有纵棱线

■ 常见叶柄残基

1 cm

苏铁蕨贯众

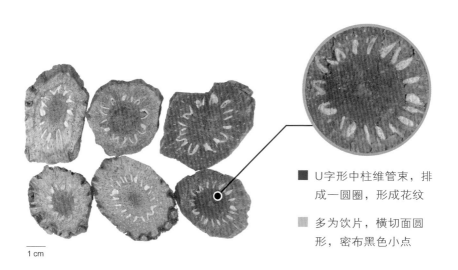

■ U字形中柱维管束，排成一圆圈，形成花纹

■ 多为饮片，横切面圆形，密布黑色小点

1 cm

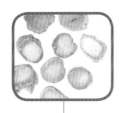

制白附子

与

白附片

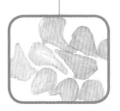

制白附子 **Zhi Bai Fu Zi** Typhonii Rhizoma Praeparata	白附片 **Bai Fu Pian** Aconiti Lateralis Radix Praeparata
天南星科植物独角莲 *Typhonium giganteum* Engl. 的块茎的炮制品，商品为禹白附。	毛茛科植物乌头 *Aconitum carmichaeli* Debx. 的子根炮制品。
味辛，性温；有毒。 祛风痰，定惊搐，解毒散结止痛。	味辛、甘，性热；有毒。 回阳救逆，补火助阳，散寒除湿。
以个大、质坚实、色白、粉性足者为佳。	以片匀、黄白色、半透明者为佳。

评注 制白附子的商品名为禹白附。白附片为附子炮制品之一，两者因名称相似而易混淆。生白附子与生乌头均为香港第一类别（剧毒）名单收录品种，炮制后的药材则毒性降低，列入第二类别名单收录品。

制白附子

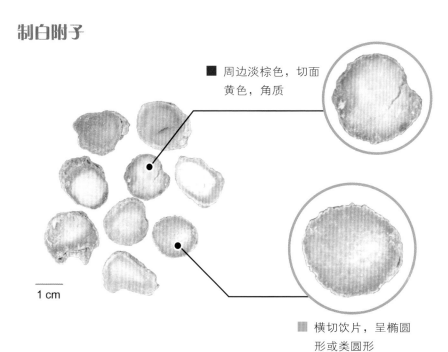

■ 周边淡棕色，切面黄色，角质

1 cm

■ 横切饮片，呈椭圆形或类圆形

白附片

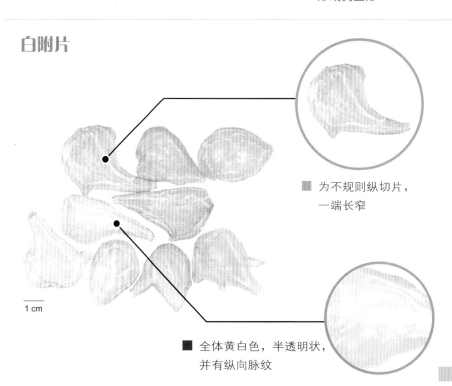

■ 为不规则纵切片，一端长窄

1 cm

■ 全体黄白色，半透明状，并有纵向脉纹

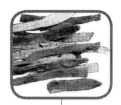

银柴胡

与

霞草山银胡

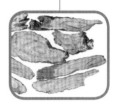

银柴胡 **Yin Chai Hu** Stellariae Radix	**霞草山银胡** **Xia Cao Shan Yin Hu** Gypsophilae Oldhamianae Radix
石竹科植物银柴胡 *Stellaria dichotoma* L. var. *lanceolata* Bge. 的根。	石竹科植物丝石竹 *Gypso-phila oldhamiana* Miq. 的根。
味甘，性微寒。 清虚热，除疳热。	味甘，性微寒。 凉血，清虚热。
以根条粗细均匀、表面黄棕色、断面粉白色、顶端有"珍珠盘"、质细润者为佳。	无明确规格。

霞草山银胡为银柴胡的混淆品，应予甄别。内地视该种为伪品，建议采用《中药材正名词典》之霞草山银胡为其药材名。两者之间的化学成分、临床疗效对比研究有待进一步深入。

银柴胡

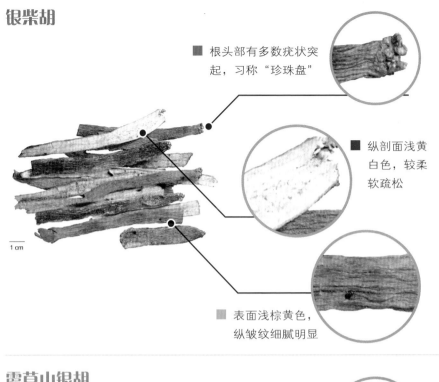

■ 根头部有多数疣状突起,习称"珍珠盘"

■ 纵剖面浅黄白色,较柔软疏松

■ 表面浅棕黄色,纵皱纹细腻明显

1 cm

霞草山银胡

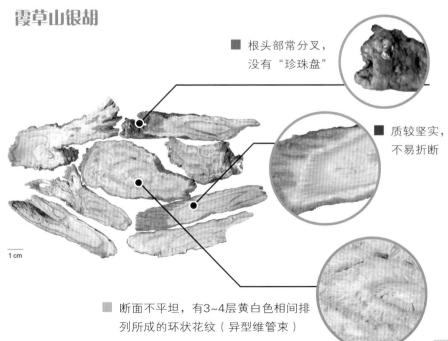

■ 根头部常分叉,没有"珍珠盘"

■ 质较坚实,不易折断

■ 断面不平坦,有3~4层黄白色相间排列所成的环状花纹(异型维管束)

1 cm

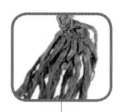

龙胆

与

鬼臼

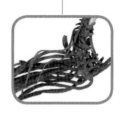

龙胆 **Long Dan** Gentianae Radix et Rhizoma	鬼臼 **Gui Jiu** Sinopodophylli Hexandri Radix et Rhizoma

龙胆科植物龙胆 *Gentiana scabra* Bge. 的根及根茎。

小檗科植物桃儿七 *Sinopodo-phyllum hexandrum* (Royle) Ying 的根及根茎。

味苦，性寒。
清热燥湿，泻肝胆火。

味辛、苦，性温；有毒。
祛风除湿，活血止痛，祛痰止咳。

无明确规格。

以粗壮、均匀者为佳。

评注 《中国药典》尚收载有同科植物条叶龙胆 *G.manshurica Kitag.*、三花龙胆 *G.triflora* Pall.或坚龙胆 *G. rigescens* Franch.的根及根茎。前两种与龙胆习称"龙胆"，后一种习称"坚龙胆"。鬼臼非龙胆，而且其本身具有一定的毒性，香港曾发生误用中毒事件，应特别注意。

龙胆

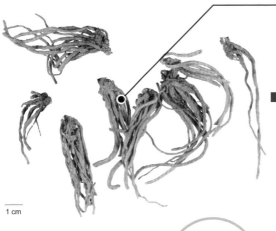

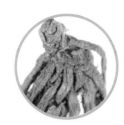

1 cm

■ 根表面淡黄色或黄棕色，味极苦如胆

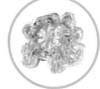

■ 断面有5~8个木质部束环状排列，习称"筋脉点"

■ 根茎呈不规则块状，表面深棕色，上端带残留茎基

鬼臼

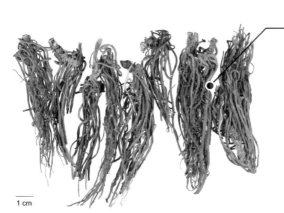

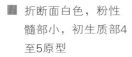

1 cm

■ 平面棕褐色，平滑，有细纵纹，味略苦。

■ 折断面白色，粉性髓部小，初生质部4至5原型

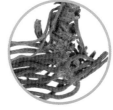

■ 根茎呈不规则结节块状，每一结节类球形

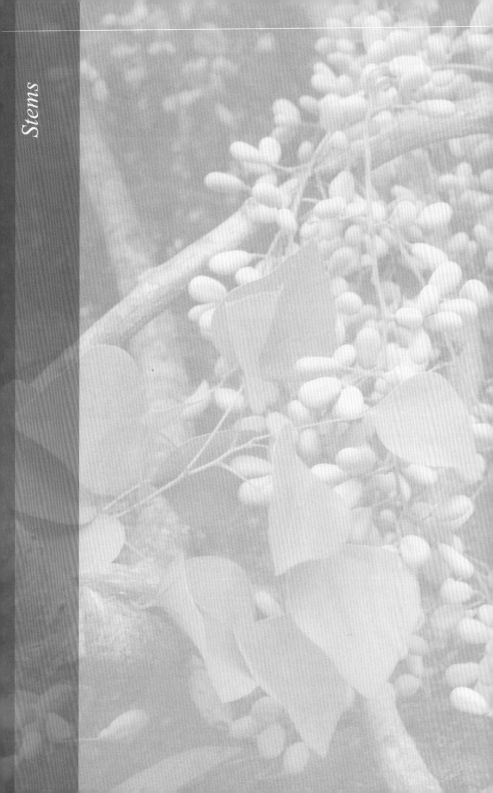

茎木类中药

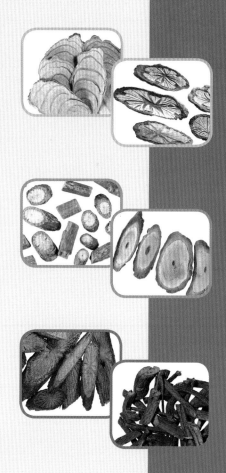

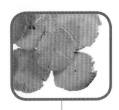

川木通

与

关木通

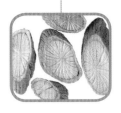

川木通 **Chuan Mu Tong** Clematidis Armandii Caulis	**关木通** **Guan Mu Tong** Aristolochiae Manshuriensis Caulis
来源 毛茛科植物小木通 *Clematis armandii* Franch. 的藤茎。	马兜铃科植物东北马兜铃 *Aristolochia manshuriensis* Kom. 的藤茎。
性味功效 味苦，性寒。 清热利尿，清心除烦，通经下乳。	味苦，性寒；有毒。 清心火，利小便，通经下乳。
品质要求 以条粗、断面色黄白者为佳。	以无粗皮、茎粗细均匀者为佳。

评注 《中国药典》将小木通列为川木通两种来源的第一种，另外尚收载有同属植物绣球藤*C. montana* Buch.–Ham. ex DC.的藤茎，亦作川木通药用。川木通的混淆品为关木通。关木通含马兜铃酸类成分，长期大量服用能引起肾小管坏死、尿道癌、急性或慢性肾衰等肾病。

川木通

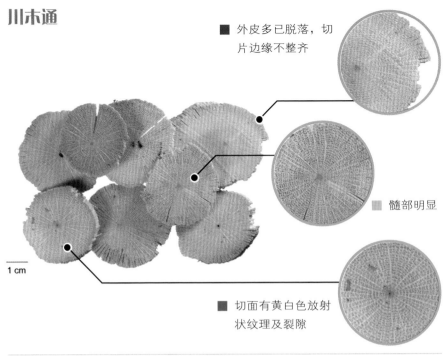

■ 外皮多已脱落，切片边缘不整齐

■ 髓部明显

1 cm

■ 切面有黄白色放射状纹理及裂隙

关木通

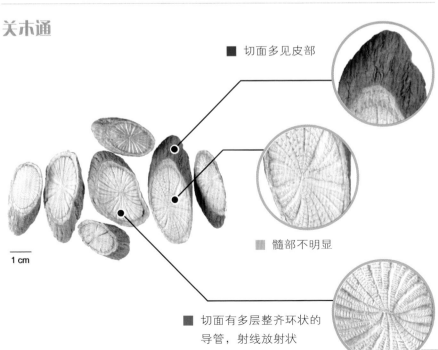

■ 切面多见皮部

■ 髓部不明显

1 cm

■ 切面有多层整齐环状的导管，射线放射状

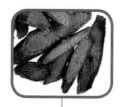

青风藤

与

鸡屎藤

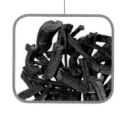

青风藤 **Qing Feng Teng** Sinomenii Caulis	**鸡屎藤** **Ji Shi Teng** Paederiae Herba

来源

防己科植物青藤 *Sinomenium acutum* (Thunb.) Rehd. et Wils. 的藤茎。

茜草科植物鸡矢藤 *Paederia scandens* (Lour.) Merr. 的藤茎或地上部分。

性味功效

味苦、辛,性平。
祛风通络,除湿止痛。

味甘、微苦,性平。
祛风除湿,消食化积,解毒消肿,活血止痛。

品质要求

以条均匀者为佳。

以条匀、叶多、气浓者为佳。

评注

青藤为《中国药典》收载青风藤的代表种。鸡屎藤在广东等地区混称青风藤或青藤,是形成市场混淆的原因之一。青风藤与鸡屎藤两药来源相去甚远,应区别使用。

青风藤

■ 断面不平坦，木部射线呈
放射状排列并可见多数小孔

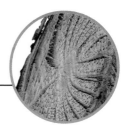

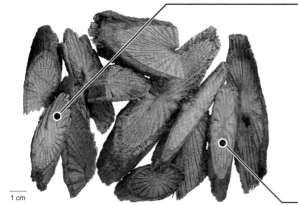

■ 髓部黄白色或黄棕色

■ 气微

1 cm

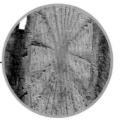

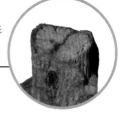

鸡屎藤

■ 断面呈"8"字形

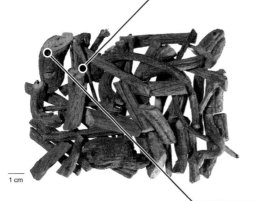

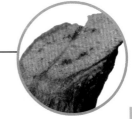

■ 髓部扁圆，不明显

■ 具特异鸡屎般臭味

1 cm

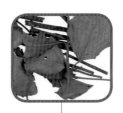

桑寄生
与
槲寄生

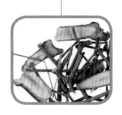

桑寄生 **Sang Ji Sheng** Taxilli Herba	槲寄生 **Hu Ji Sheng** Visci Herba
桑寄生科植物桑寄生 *Taxillus chinensis* (DC.) Danser 的 干燥带叶茎枝。	桑寄生科植物槲寄生 *Viscum coloratum* (Komar.) Nakai 的 干燥带叶茎枝。
味苦，性平。 祛风湿，补肝肾，强筋骨，安胎。	味苦、甘，性平。 补肝肾，强筋骨，安胎元。
以枝细、质嫩、红褐色、叶多者为佳。	以枝嫩、色黄绿、叶多者为佳。

评注 桑寄生的原植物来源较为复杂，据本草考证，古代所用的桑寄生其来源植物已有多种，除了钝果寄生属(Taxillus)植物外，还包括槲寄生属(Viscum)和梨果寄生属(Scurrula)植物。尽管桑寄生与槲寄生在览床上都作为"寄生"入药，现代的药理研究也显示两者均具有降压作用，但桑寄生与槲寄生的化学成分研究有待深入比较，应区别使用。

桑寄生

表面红褐色或灰褐色，具细
纵纹，并有多数细小凸起的
棕色皮孔

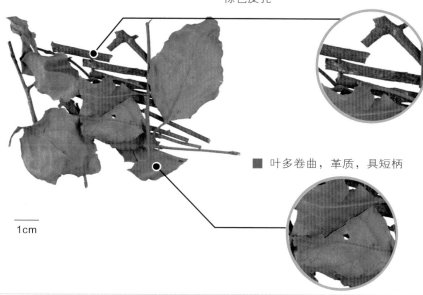

叶多卷曲，革质，具短柄

1cm

槲寄生

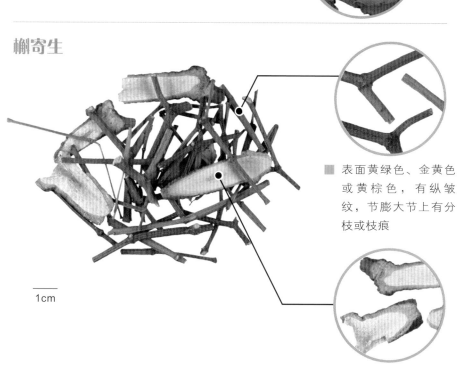

表面黄绿色、金黄色
或黄棕色，有纵皱
纹，节膨大节上有分
枝或枝痕

1cm

断面皮部黄色

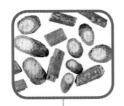

海风藤

与

广东海风藤

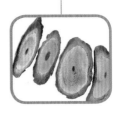

海风藤 **Hai Feng Teng** Piperis Kadsurae Caulis	广东海风藤 **Guang Dong Hai FenTeng** Kadsurae Heteroclitae Caulis
胡椒科植物风藤 *Piper kadsura* (Choisy) Ohwi 的藤茎。	五味子科植物异型南五味子 *Kadsura heteroclita* (Roxb.) Craib 的藤茎。
味辛、苦，性微温。 祛风湿，通经络，止痹痛。	味辛、苦，性温。 祛风除湿，行气止痛，舒筋活络。
以茎条粗壮、均匀、香气浓者为佳。	无明确规格。

 正品海风藤为胡椒科的风藤，海风藤同名异物者甚多。异型南五味藤在《广东中药志》中以药材名广东海风藤收录，为地方用药。海风藤与广东海风藤来源相去甚远，应区别使用。两者的成分、疗效及对比研究有待深入。

海风藤

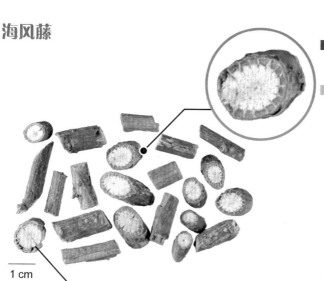

- 本品较小，直径 0.3~2cm
- 断面不整齐，皮部窄，木部宽广，导管孔多数，射线灰白色，放射状排列，中心有灰褐色的髓

1 cm

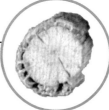

- 皮部与木部交界处常有裂隙，形成小洞成环状
- 气清香，味微苦

广东海风藤

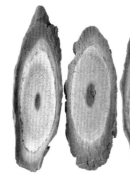

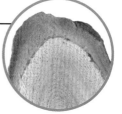

- 栓皮柔软而富弹性，厚可达0.7cm
- 无清香气，味淡

1 cm

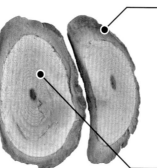

- 横切面皮部红褐色，木部浅棕色，导管孔排列较密
- 较大，直径1.5~8cm

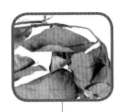

络石藤

与

广东络石藤

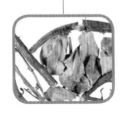

络石藤 **Luo Shi Teng** Trachelospermi et folium Caulis	**广东络石藤** **Guang Dong Luo Shi Teng** Psychotriae Serpentis Herba

来源

夹竹桃科植物络石 *Trachelospermum jasminoides* (Lindl.) Lem. 的带叶藤茎。

茜草科植物蔓九节 *Psychotria serpens* L. 的全株。

性味功效

味苦，性微寒。
祛风通络，凉血消肿。

味苦、辛，性平。
祛风除湿，舒筋活络，消肿止痛。

品质要求

以叶多、色绿者为佳。

以茎枝均匀、叶片多者为佳。

评注

经本草考证，明确自古传统药用的络石藤主要为夹竹桃科的络石藤，《中国药典》收载的络石藤即为本品。茜草科的蔓九节在香港和华南地区称广东络石藤，为地区习用品，被收入《广东中药志》。

络石藤

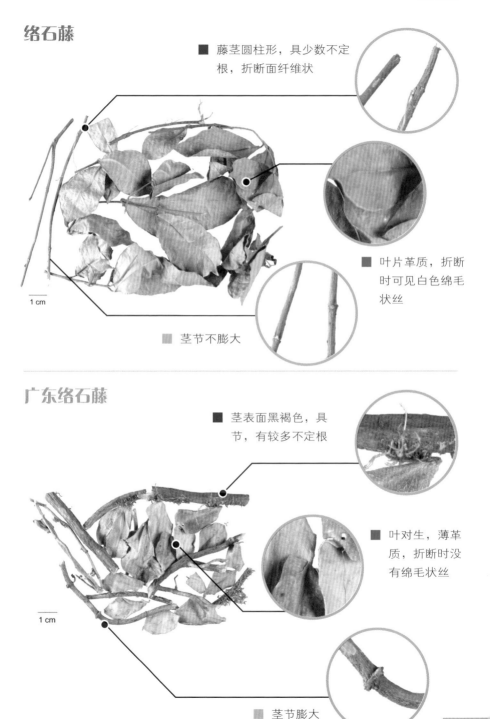

■ 藤茎圆柱形，具少数不定根，折断面纤维状

■ 叶片革质，折断时可见白色绵毛状丝

■ 茎节不膨大

1 cm

广东络石藤

■ 茎表面黑褐色，具节，有较多不定根

■ 叶对生，薄革质，折断时没有绵毛状丝

■ 茎节膨大

1 cm

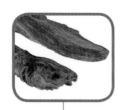

进口沉香

与

沉香

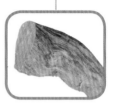

进口沉香 **Jin Kuo Chen Xiang** Aquilariae Agallochae Resinatum Lignum	**沉香** **Chen Xiang** Aquilariae Lignum Resinatum
瑞香科植物沉香 *Aquilaria agallocha* (Lour.) Roxb. 的含树脂木材。	瑞香科植物白木香 *Aquilaria sinensis* (Lour.) Gilg 的含树脂木材。
味辛、苦，性温。 行气止痛，温中降逆，纳气平喘。	味辛、苦，性温。 行气止痛，温中降逆，纳气平喘。
以色黑、质重、油足、香气浓者为佳。	以色黑、质重、油足、香气浓者为佳。

评注 进口沉香的代用品为沉香。白木香现作为《中国药典》收载的沉香品种。白木香主产于广东、海南等地，又称为"土沉香""国产沉香"。广东、海南在几百年前已成为国产沉香的重要产地。进口沉香主产于越南、柬埔寨、印尼、马来西亚、泰国等地，多由国外进口。文献记载二者功效相同，实际疗效与市场价格有很大区别。

进口沉香

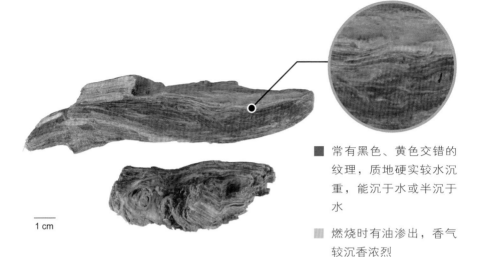

1 cm

- 常有黑色、黄色交错的纹理，质地硬实较水沉重，能沉于水或半沉于水

- 燃烧时有油渗出，香气较沉香浓烈

沉香

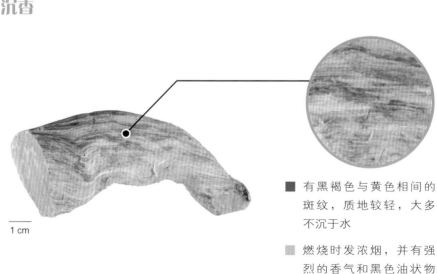

1 cm

- 有黑褐色与黄色相间的斑纹，质地较轻，大多不沉于水

- 燃烧时发浓烟，并有强烈的香气和黑色油状物渗出

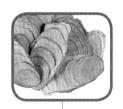

鸡血藤

与

大血藤

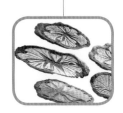

鸡血藤 Ji Xue Teng Spatholobi Caulis	大血藤 Da Xue Teng Sargentodoxae Caulis

 来源

豆科植物密花豆 *Spatholobus suberectus* Dunn 的藤茎。

木通科（大血藤科）植物大血藤 *Sargentodoxa cuneata* (Oliv.) Rehd. et Wils. 的藤茎。

 性味功效

味苦、甘，性温。
活血补血，调经止痛，舒筋活络。

味苦，性平。
清热解毒，活血，祛风止痛。

 品质要求

以树脂状分泌物多者为佳。

以条匀、茎粗、色棕红者为佳。

 评注

鸡血藤与大血藤均为《中国药典》收录品种，分列条目。香港地区习惯将大血藤作鸡血藤使用，容易造成使用混乱。此种张冠李戴的现状应予纠正。

鸡血藤

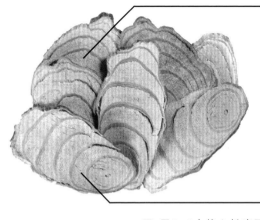

■ 有树脂状分泌物呈红棕色至黑棕色

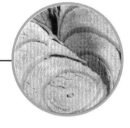

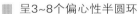

■ 呈3~8个偏心性半圆环

■ 髓部偏向一侧

大血藤

■ 皮部红棕色，有6处向内嵌入木部

■ 外皮常剥落，剥落处显暗红棕色

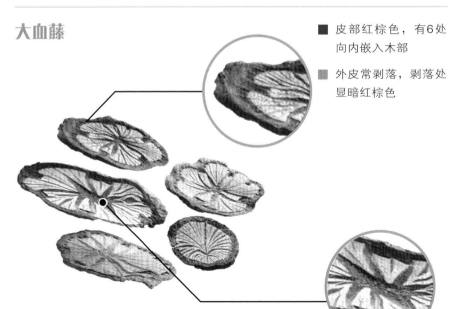

■ 射线呈放射状排列

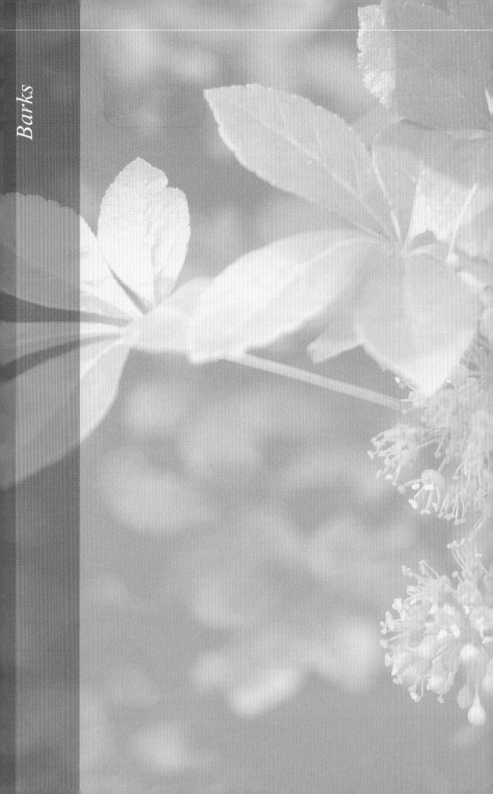

Barks

皮类中药

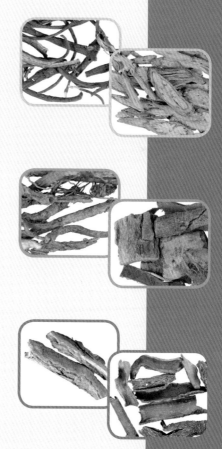

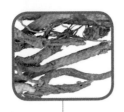

土荆皮

与

土槿皮

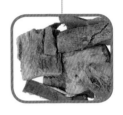

土荆皮
Tu Jing Pi
Pseudolaricis Cortex

土槿皮
Tu Jin Pi
Cleistocalycis Operculati Cortex

松科植物金钱松 *Pseudolarix amabilis* (Nelson) Rehd. 的根皮或近根树皮。

桃金娘科植物水翁 *Cleistocalyx operculatus* (Roxb.) Merr. et Perry 的树皮。

味辛，性温；有毒。
杀虫，疗癣，止痒。

味辛，性温。
杀虫，止痒。

以形大而整齐、黄褐色者为佳。

以片块大小均匀者为佳。

评注 土槿皮为土荆皮的地区习用品，收载于《广东中药志》。土槿皮多见于广东一带，因两者的外形特征和性味功效相近，因此于广东被用作土荆皮。有关两者的成分、疗效对比研究有待深入。

土荆皮

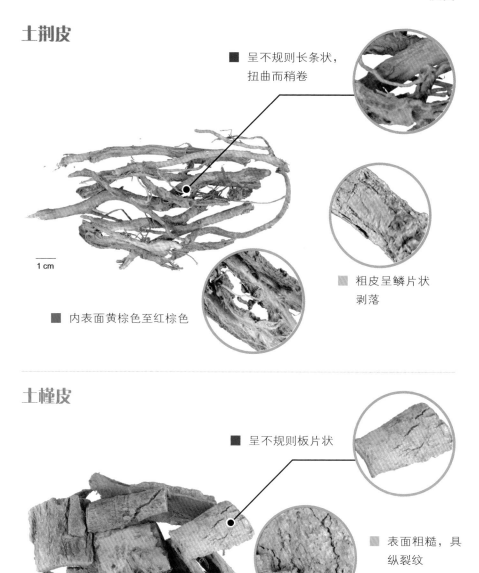

■ 呈不规则长条状，扭曲而稍卷

■ 粗皮呈鳞片状剥落

■ 内表面黄棕色至红棕色

1 cm

土槿皮

■ 呈不规则板片状

■ 表面粗糙，具纵裂纹

■ 内表面灰白色至灰棕色

1 cm

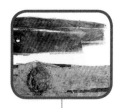

黄柏

与

关黄柏

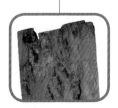

| **黄柏**
Huang Bo
Phellodendri Chinensis Cortex | **关黄柏**
Guan Huang Bo
Phellodendri Amurensis Cortex |

来源

芸香科植物黄皮树 *Phellodendron chinense* Schneid 的干燥树皮。

芸香科植物黄檗 *Phellodendron amurense* Rupr. 的干燥树皮。

性味功效

味苦，性寒。
清热燥湿，泻火除蒸，解毒疗疮。

味苦，性寒。
清热燥湿，泻火除蒸，解毒疗疮。

品质要求

以皮厚、断面色黄者为佳。

以皮厚、断面色黄者为佳。

评注 黄柏（习称川黄柏）与关黄柏分别为《中国药典》收载品种。本草考证发现川黄柏是历代本草记载的品种。关黄柏为中国北方地区近代广泛使用的药材，现已成为黄柏药材市场的主流品种。

黄柏

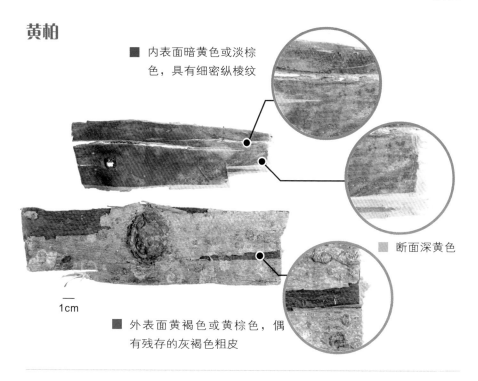

■ 内表面暗黄色或淡棕
色，具有细密纵棱纹

■ 断面深黄色

1cm

■ 外表面黄褐色或黄棕色，偶
有残存的灰褐色粗皮

关黄柏

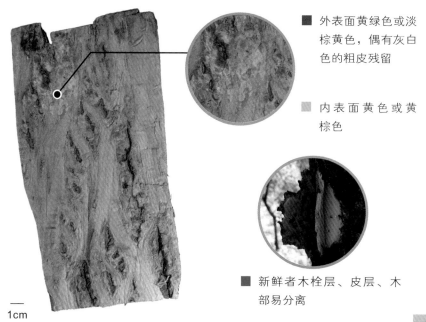

■ 外表面黄绿色或淡
棕黄色，偶有灰白
色的粗皮残留

■ 内表面黄色或黄
棕色

■ 新鲜者木栓层、皮层、木
部易分离

1cm

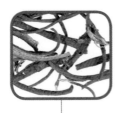

五加皮

与

牛白藤

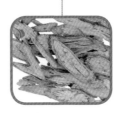

五加皮 **Wu Jia Pi** Acanthopanacis Cortex	牛白藤 **Niu Bai Teng** Hedyotidis Hedyotideae Caulis
五加科植物细柱五加 *Acan-thopanax gracilistylus* W. W. Smith 的根皮。	茜草科植物牛白藤 *Hedyotis hedyotidea* (DC.) Merr. 的藤茎。
味辛、苦，性温。 祛风湿，补肝肾，强筋骨。	味甘、淡，性凉。 清热解毒。
以皮厚、气香、断面灰白色者为佳。	以片张厚薄均匀、切面黄白色者为佳。

细柱五加为《中国药典》五加皮之正品。牛白藤为五加皮的混淆品，在广东地区有土五加之称。两者来源相去甚远，功效迥异，应严格区分。

五加皮

■ 内表面黄白或灰黄色，有细纵纹

■ 外表面有稍扭曲的纵皱纹及横向皮孔

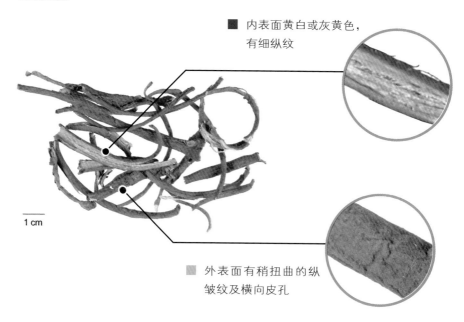

1 cm

牛白藤

■ 皮部暗灰色，较窄

■ 木部宽广，深黄色、黄白色或棕红色

■ 有不规则菊花心，中心有髓

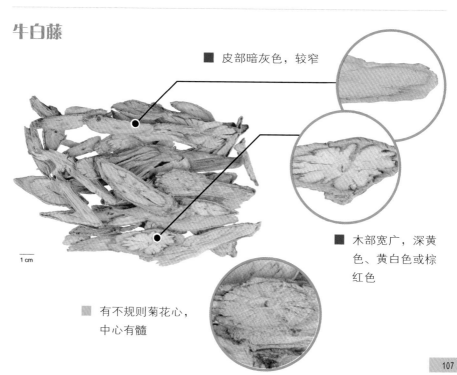

1 cm

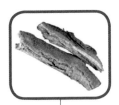

地骨皮

与

荃皮

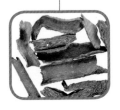

	地骨皮 **Di Gu Pi** Lycii Cortex	**荃皮** **Quan Pi** Jasmini Giraldii Radix
来源	茄科植物枸杞 *Lycium chinense* Mill. 的根皮。	木犀科植物黄素馨 *Jasminum giraldii* Diels 的根皮。
性味功效	味甘、淡，性寒。 清虚热，泻肺火，凉血。	味苦、涩，性温。 散瘀止痛。
品质要求	以筒粗、肉厚、整齐、无木心及碎片者为佳。	无明确规格。

评注 《中国药典》尚收载有同属植物宁夏枸杞 *L. barbarum* L. 的根皮，亦作地骨皮药用。地骨皮的混淆品为荃皮。地骨皮在四川等地素有"全皮"之称，因而在流通中有药商误将发音相同的"荃皮"当地骨皮。地骨皮与荃皮来源相去甚远，功效不同，应严格区分。

地骨皮

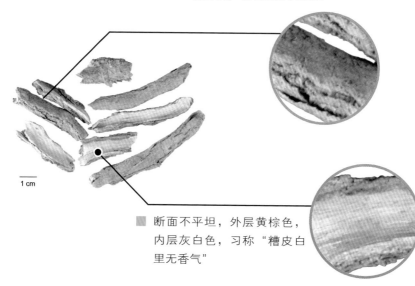

■ 外表面灰黄色至棕黄色，有不规则
纵裂纹，易成鳞片状剥落

1 cm

■ 断面不平坦，外层黄棕色，
内层灰白色，习称"糟皮白
里无香气"

荃皮

■ 断面皮部外层黄色，中层棕
色，内层褐色，无糟皮白里
的特征

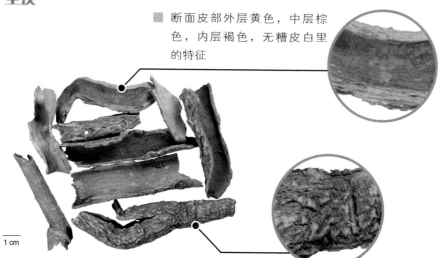
1 cm

■ 外表面黄色至棕黄色，有细纵纹，裂
纹处有黄色粉状物。栓皮较实，无鳞
片状剥落

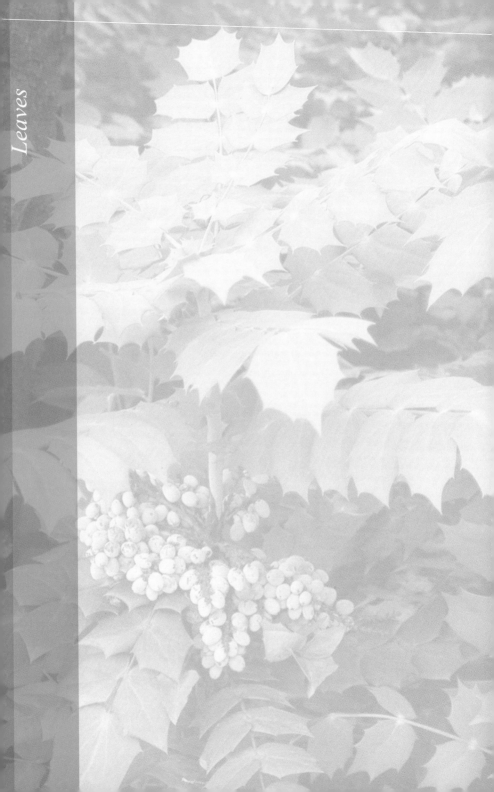

Leaves

叶类中药

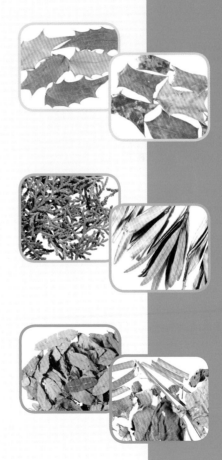

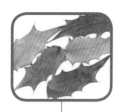

十大功劳叶

与

枸骨叶

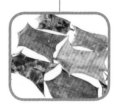

十大功劳叶 **Shi Da Gong Lao Ye** Mahoniae Bealei Folium	**枸骨叶** **Gou Gu Ye** Ilicis Cornutae Folium
来源 小檗科植物阔叶十大功劳 *Mahonia bealei* (Forti.) Carr. 的叶。	冬青科植物枸骨 *Ilex cornuta* Lindl. ex Paxt. 的叶。
性味功效 味甘、淡，性寒。 清虚热，泻肺火，凉血。	味苦，性凉。 清热养阴，平肝，益肾。
品质要求 以筒粗、肉厚、整齐、无木心及碎片者为佳。	以叶大、色绿者为佳。

评注 同属植物狭叶十大功劳 *M. fortunei* (Lindl.) Fedde 也用作十大功劳叶，阔叶十大功劳较为常用。枸骨叶在《本经逢原》名十大功劳，为十大功劳在古代本草中的最早记载，现《中国药典》以枸骨叶为其药材名。枸骨叶的嫩叶为苦丁茶来源之一。十大功劳叶与枸骨叶来源相去甚远，应区别使用。

十大功劳叶

■ 叶片呈卵形或卵状长椭圆形

▨ 边缘有2~10个刺状锯齿

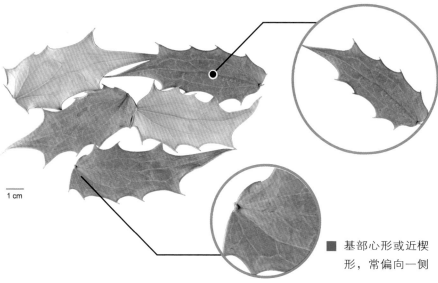

1 cm

■ 基部心形或近楔形，常偏向一侧

枸骨叶

■ 叶片呈类长方形或矩圆状长方形

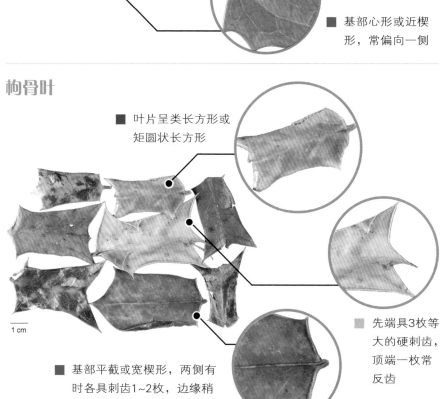

1 cm

■ 先端具3枚等大的硬刺齿，顶端一枚常反齿

■ 基部平截或宽楔形，两侧有时各具刺齿1~2枚，边缘稍反卷

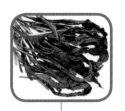

大青叶

与

广东大青叶

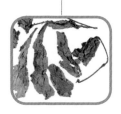

大青叶 **Da Qing Ye** Isatidis Folium	**广东大青叶** **Guang Dong Da Qing Ye** Bachicacanthi Cusiae Folium
十字花科植物菘蓝 *Isatis indigotica* Fort. 的叶。	爵床科植物马蓝 *Baphicacanthus cusia* (Nees) Bremek. 的茎叶。
味苦，性寒。 清热解毒，凉血消斑。	味苦、咸，性寒。 清热解毒，凉血止血。
以叶大、色绿者为佳。	以身干、叶净、色黑绿者为佳。

评注 《中国药典》以大青叶为正品收录。广东大青叶为地区习用品，被收录于《广东中药志》，为香港市售品。大青叶与广东大青叶的化学成分与疗效对比研究有待深入。

大青叶

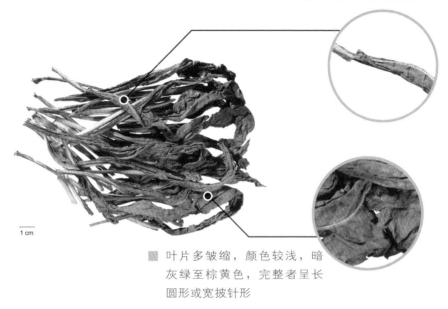

■ 为基生叶，无茎枝

▨ 叶片多皱缩，颜色较浅，暗灰绿至棕黄色，完整者呈长圆形或宽披针形

1 cm

广东大青叶

▨ 叶片多皱缩、破碎，颜色较深，黑绿色或灰绿色，完整者呈椭圆形或卵状长圆形

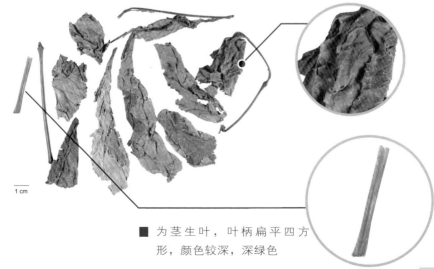

1 cm

■ 为茎生叶，叶柄扁平四方形，颜色较深，深绿色

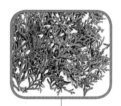

侧柏叶

与

罗汉松叶

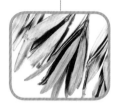

侧柏叶 **Ce Bai Ye** Platycladi Cacumen	罗汉松叶 **Luo Han Song Ye** Podocarpi Caulis et Folium
柏科植物侧柏 *Platycladus orientalis* (L.) Franco 的枝梢及叶。	罗汉松科植物罗汉松 *Podo-carpus macrophyllus* (Thunb.) D. Don 的枝叶。
味苦、涩，性寒。 凉血止血，生发乌发，炒炭止血。	味淡，性平。 炒炭止血。
以叶嫩、青绿色、无碎末者为佳。	无明确规格。

 侧柏叶的混淆品为罗汉松叶。罗汉松叶为地区习惯用药，以江南柏之名收入《广东中药志》。侧柏叶与罗汉松叶来源不同，两者的化学成分与疗效对比研究有待深入。

侧柏叶

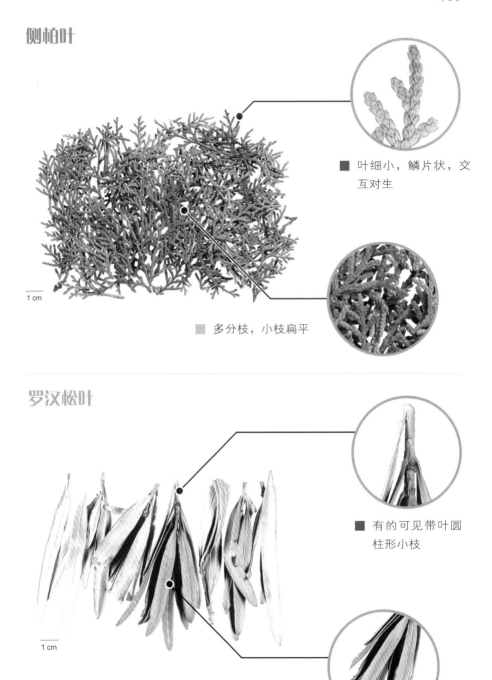

■ 叶细小，鳞片状，交互对生

1 cm

■ 多分枝，小枝扁平

罗汉松叶

■ 有的可见带叶圆柱形小枝

1 cm

■ 叶较长，条状披针形

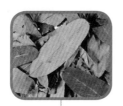

罗布麻叶

与

地桃花

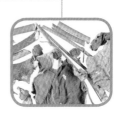

罗布麻叶 **Luo Bu Ma Ye** Apocyni Veneti Folium	**地桃花** **Di Tao Hua** Urenae Lobatae Herba seu Radix
夹竹桃科植物罗布麻 *Apocynum venetum* L. 的叶。	锦葵科植物地桃花 *Urena lobata* L. 的根或全草。
味甘、苦，性凉。 平肝安神，清热利水。	味甘、辛，性凉。 祛风利湿，活血消肿，清热解毒。
以完整、色绿者为佳。	无明确规格。

 罗布麻叶的混淆品为地桃花，香港市售地桃花包括根及地上全草。罗布麻叶与地桃花的来源相去甚远，效果迥异，不可混用。

罗布麻叶

■ 药用部位为叶，完整叶片展平后呈椭圆状披针形或卵圆状披针形

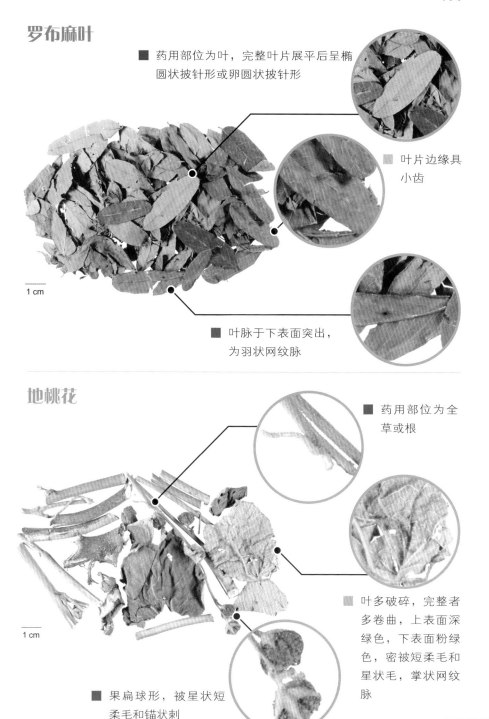

■ 叶片边缘具小齿

■ 叶脉于下表面突出，为羽状网纹脉

1 cm

地桃花

■ 药用部位为全草或根

■ 叶多破碎，完整者多卷曲，上表面深绿色，下表面粉绿色，密被短柔毛和星状毛，掌状网纹脉

■ 果扁球形，被星状短柔毛和锚状刺

1 cm

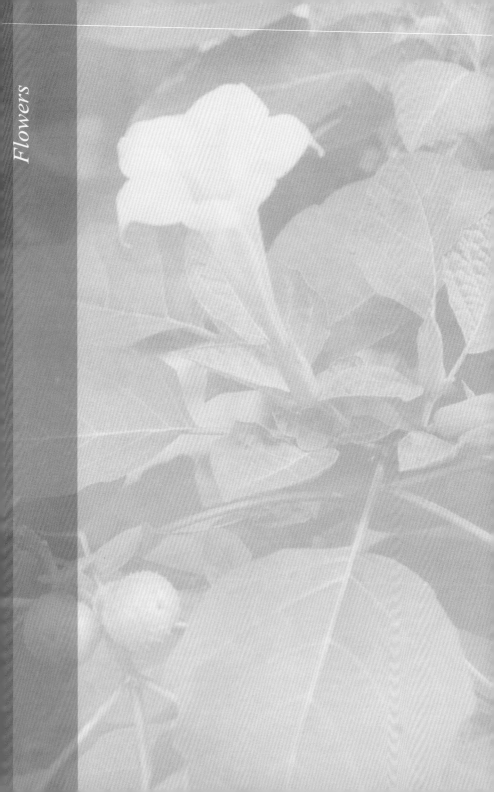

花类中药

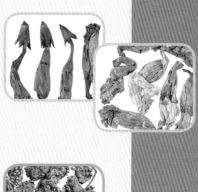

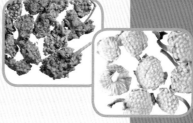

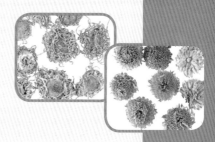

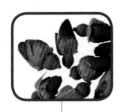

玫瑰花

与

月季花

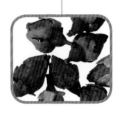

玫瑰花 **Mei Gui Hua** Rugosae Flos Rosae	月季花 **Yue ji Hua** Rosae Chinensis Flos
蔷薇科植物玫瑰 *Rosa rugosa* Thunb. 的干燥花蕾。	蔷薇科植物月季花 *Rosa chinensis* Jacq. 的干燥花蕾。
味甘、微苦，性温。 行气解郁，和血，止痛。	味甘、微苦，性温。 活血调经，解毒消肿。
以朵大、完整、瓣厚、色紫、色泽鲜、不露蕊，香气浓者为佳。	以完整、色紫红、半开放、气清香者为佳。

评注 玫瑰花与月季花均为《中国药典》收载品种。二者因性状相似而容易混淆。尽管玫瑰花与月季花均可药用，但功效并不相同，需区别使用。

玫瑰花

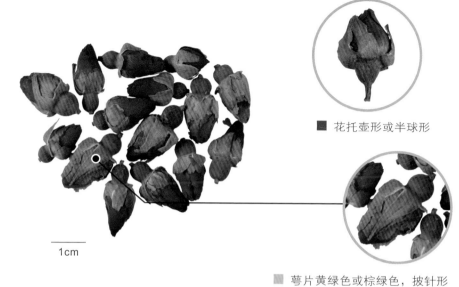

■ 花托壶形或半球形

1cm

■ 萼片黄绿色或棕绿色，披针形

月季花

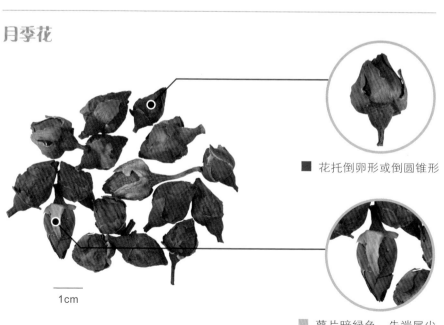

■ 花托倒卵形或倒圆锥形

1cm

■ 萼片暗绿色，先端尾尖

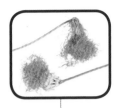

合欢花

与

夜合花

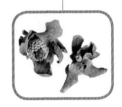

合欢花 **He Huan Hua** Albiziae Flos	**夜合花** **Ye He Hua** Magnoliae Cocinis Flos
豆科植物合欢 *Albizia julibrissin* Durazz*.* 的花序。	木兰科植物夜合花 *Magnolia coco* (Lour.) DC. 的花。
味甘，性平。 安神解郁，理气开胃，祛风明目，活血止痛。	味辛，性温。 行气祛瘀，止咳止带。
以体干、完整者、粉色无杂质者为佳。	以花朵完整、芳香气浓者为佳。

评注 合欢花早在宋代《本草衍义》中便出现有夜合花的异名，夜合花亦有一异名为合欢花，见《广东中药志》，此为两个品种相互混淆的原因之一。合欢花为《中国药典》收载品种。合欢花与夜合花来源、功效均不同，此种张冠李戴的混淆现象应予以纠正。

合欢花

■ 头状花序，皱缩成团
有如棉絮

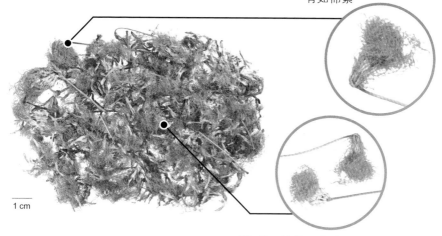

1 cm

■ 花冠筒状，先端五裂；花萼细
筒状，花丝细长，伸出花冠外

■ 气微香，味淡

夜合花

■ 雄蕊多数，螺旋状排列，
呈莲座状

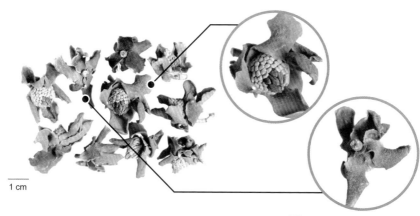

1 cm

■ 花朵略呈伞形、倒挂
钟形或不规则球形

■ 气芳香，味淡

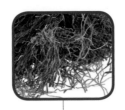

西红花

与

红花

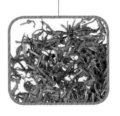

西红花 **Xi Hong Hua** Croci Stigma	**红花** **Hong Hua** Carthami Flos
鸢尾科植物番红花 *Crocus sativus* L. 的柱头。	菊科植物红花 *Carthamus tinctorius* L. 的不带子房的管状花。
味甘，性平。 活血化瘀，凉血解毒，解郁安神。	味辛，性温。 活血通经，散瘀止痛。
以身长、色紫红、滋润而有光泽、黄色花柱少、味辛凉者为佳。	以花冠长、色鲜艳、质柔软无枝刺者为佳。

评注 西红花的混淆品为红花。西红花又称番红花，始见于《本草品汇精要》，《本草纲目》中被误认为红花，"番红花出西番回回地面及天方国，即彼地红蓝花也"（红花于古代亦称红蓝花）。可见两者的混淆情况早在明代已经发生。红花与西红花的性味、功效、价格均不同，应区别使用。

西红花

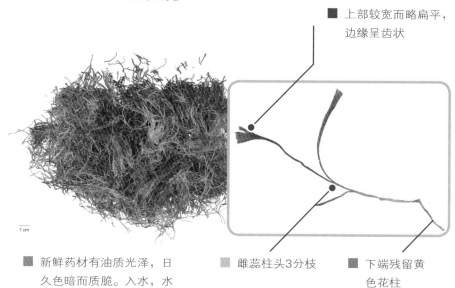

■ 上部较宽而略扁平，边缘呈齿状

■ 新鲜药材有油质光泽，日久色暗而质脆。入水，水被染成黄色

■ 雌蕊柱头3分枝

■ 下端残留黄色花柱

1 cm

红花

■ 雌蕊柱头不分枝，呈柱状

■ 雄蕊5

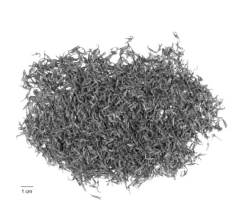

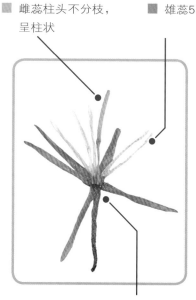

1 cm

■ 药材无油质光泽，入水，水被染成淡红色

■ 花冠筒细长，先端5裂

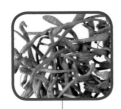

金银花

与

山银花

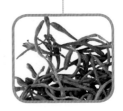

金银花
Jin Yin Hua
Lonicerae Japonicae Flos

山银花
Shan Yin Hua
Lonicerae Flos

来源

忍冬科植物忍冬 *Lonicera japonica* Thunb. 的干燥花蕾或带初开的花。

忍冬科植物灰毡毛忍冬 *Lonicera macranthoides* Hand.–Mazz 的干燥花蕾或带初开的花。

性味功效

味甘，性寒。
清热解毒，凉散风热。

味甘，性寒。
清热解毒，凉散风热。

品质要求

以花蕾大、含苞待放、色黄白、滋润丰满、香气浓者为佳。

含苞待放、绿棕色、香气浓者为佳。

评注

金银花与山银花均为《中国药典》收载品种，分列条目。两者的化学成分和临床疗效仍待深入比较研究。

金银花

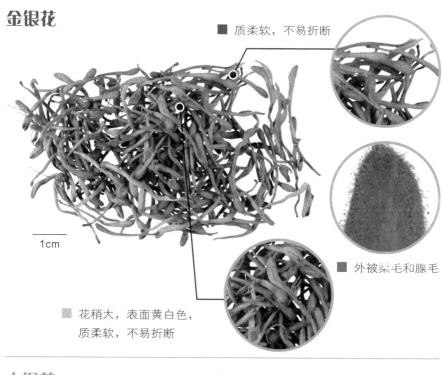

■ 质柔软，不易折断

■ 外被柔毛和腺毛

■ 花稍大，表面黄白色，
  质柔软，不易折断

山银花

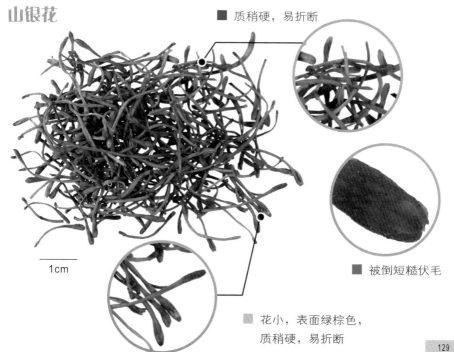

■ 质稍硬，易折断

■ 被倒短糙伏毛

■ 花小，表面绿棕色，
  质稍硬，易折断

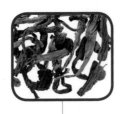

洋金花

与

闹羊花

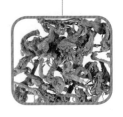

洋金花 **Yang Jin Hua** Daturae Flos	闹羊花 **Nao Yang Hua** Rhododendri Mollis Flos
茄科植物白花曼陀罗 *Datura mete* L. 的花。	杜鹃花科植物羊踯躅 *Rhodo-dendron molle* G.Don 的花。
味辛，性温；有毒。 平喘止咳，镇痛解痉。	味辛，性温；有毒。 驱风除湿，散瘀定痛。
以黄棕色、朵大、不破碎、花冠肥厚者为佳。	以花灰黄色、不破碎者为佳。

评注 洋金花为《中国药典》所收载，因其在广东地区有广东闹羊花之名，故市售品常与闹羊花相混淆。二者的临床功效不同，应严格区分。洋金花和闹羊花为香港第一类别中药材（毒剧）名单收录品种。

洋金花

花筒较长，花完整
者长9~15cm

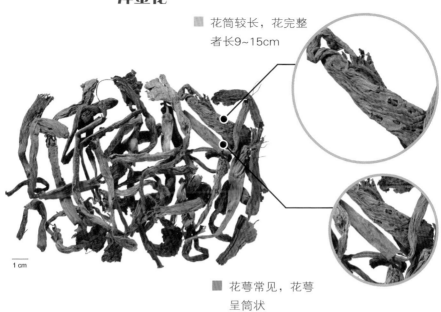

1 cm

花萼常见，花萼
呈筒状

闹羊花

6~12朵花簇生
于一总柄上

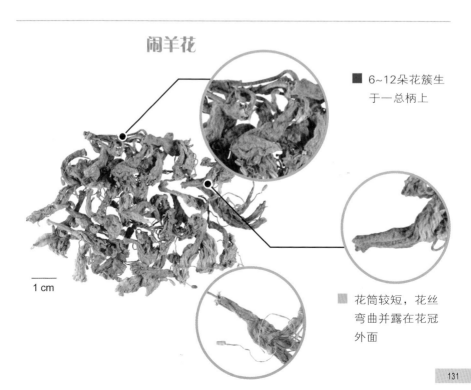

1 cm

花筒较短，花丝
弯曲并露在花冠
外面

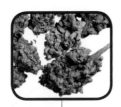

密蒙花

与

结香花

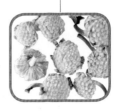

密蒙花 **Mi Meng Hua** Buddlejae Flos	结香花 **Jie Xiang Hua** Edgeworthiae Chrysanthae Flos
马钱科植物密蒙花 *Buddleja officinalis* Maxim. 的花蕾及其花序。	瑞香科植物结香 *Edgeworthia chrysantha* Lindl. 的花蕾及其花序。
味甘，性微寒。 清热养肝，明目退翳。	味甘，性平。 滋养肝肾，明目消翳。
以花蕾排列紧密、色灰褐、有细毛茸、质柔软者为佳。	以色新鲜者为佳。

> **评注** 密蒙花古今均有异物同名问题。马钱科密蒙花为《中国药典》收载，又有"老蒙花"之称。结香花商品习称"新蒙花"及"梦花"。密蒙花与结香花来源相去甚远，应严格区分。二者的化学成分与临床功效对比研究有待深入。

密蒙花

■ 多为花蕾密聚的花序小分枝，呈不规则圆锥状，单独的花蕾呈短棒状

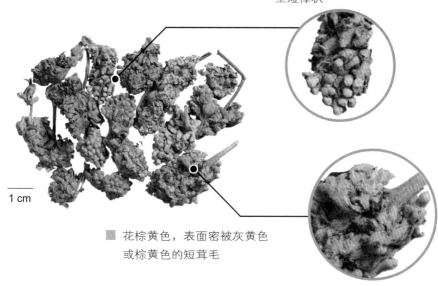

1 cm

▨ 花棕黄色，表面密被灰黄色或棕黄色的短茸毛

结香花

▨ 花浅黄绿色，表面密被淡绿黄色、有光泽的绢丝状茸毛

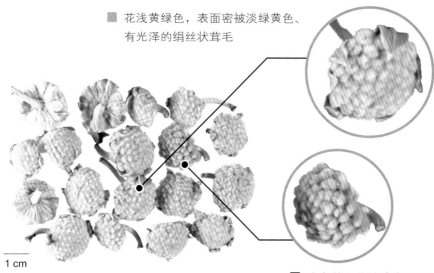

1 cm

■ 为多数小花结成半圆球形的头状花序

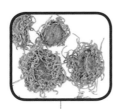

旋覆花

与

广东旋覆花

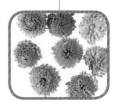

旋覆花 **Xuan Fu Hua** Inulae Flos	**广东旋覆花** **Guang Dong Xuan Fu Hua** Anisopappi Chinensis Flos
菊科植物旋覆花 *Inula japonica* Thunb. 的头状花序。	菊科植物山黄菊 *Anisopappus chinensis* Hook. et Arn. 的头状花序。
味微苦、辛、咸，性微温。降气，除痰，行水，止呕。	味苦，性凉。清热，化痰。
以完整、朵大、色黄、无枝梗者为佳。	以完整、朵大、色黄者为佳。

评注 旋覆花为《中国药典》收载品种。广东旋覆花为旋覆花的地方习用品，收载于《广东中药志》。

旋覆花

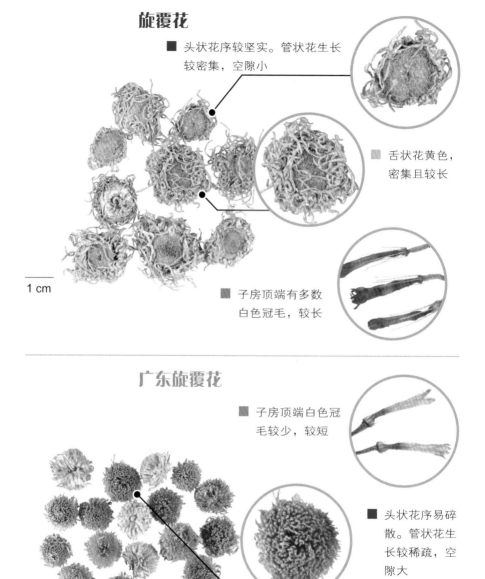

■ 头状花序较坚实。管状花生长
　较密集，空隙小

■ 舌状花黄色，
　密集且较长

1 cm

■ 子房顶端有多数
　白色冠毛，较长

广东旋覆花

■ 子房顶端白色冠
　毛较少，较短

■ 头状花序易碎
　散。管状花生
　长较稀疏，空
　隙大

1 cm

■ 舌状花黄
　色，少见

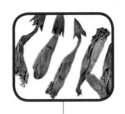

凌霄花

与

泡桐花

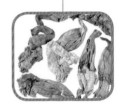

凌霄花 **Ling Xiao Hua** Campsis Radicantis Flos	泡桐花 **Pao Tong Hua** Paulowniae Tomentosae Flos
紫葳科植物美州凌霄花 *Campsis radicans* (L.) Seem. 的花。	玄参科植物毛泡桐 *Paulownia tomentosa* (Thunb.) Steud. 的花。
味酸，性寒。 活血通经，凉血祛风。	味苦，性寒。 清肺利咽，解毒消肿。
以完整、朵大、色黄棕、无花梗者为佳。	以完整、朵大者为佳。

评注 《中国药典》尚收载有同属植物凌霄*C.grandiflora*(Thunb.) Loisel. ex K. Schum.的花，亦作凌霄花药用。凌霄花的混淆品为泡桐花。凌霄花与泡桐花来源、功效均不相同，应严格区分。

凌霄花

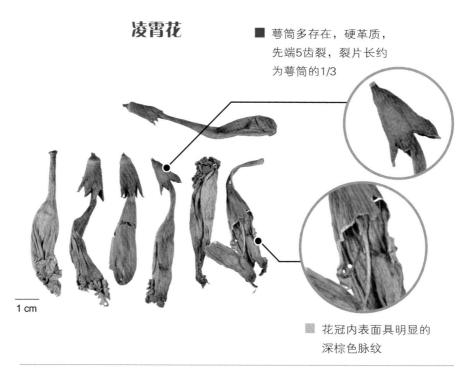

■ 萼筒多存在，硬革质，先端5齿裂，裂片长约为萼筒的1/3

■ 花冠内表面具明显的深棕色脉纹

1 cm

泡桐花

■ 花冠内有紫色的斑点

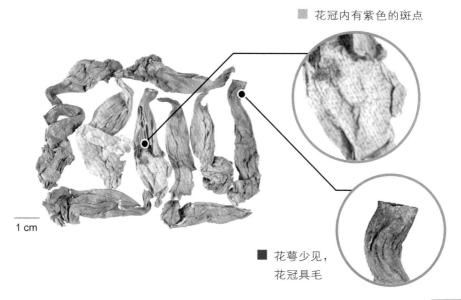

1 cm

■ 花萼少见，花冠具毛

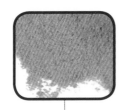

蒲黄

与

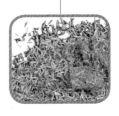

草蒲黄

蒲黄 **Pu Huang** Typhae Pollen	草蒲黄 **Cao Pu Huang** Typhae Pollen cum Nema
来源 香蒲科植物水烛香蒲 *Typha angustifolia* L. 的花粉。	香蒲科植物水烛香蒲 *Typha angustifolia* L. 杂有花丝的花粉。
性味功效 味甘，性平。 止血，化瘀，通淋。	味甘，性平。 止血，化瘀，通淋。
品质要求 以色鲜黄、润滑感强、纯净者为佳。	无明确规格。

评注 《中国药典》尚收载有同科植物东方香蒲 *T. orientalis* Presel或同属其他植物的花粉，亦作蒲黄药用。草蒲黄混有短丝状或丝状纤维性花药或花丝等非药用部位，应作杂质去除。

蒲黄

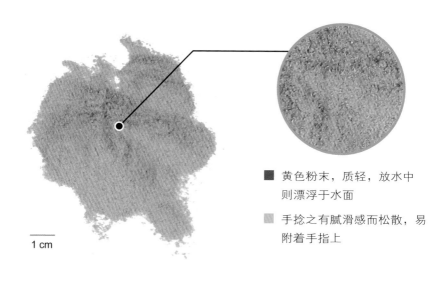

1 cm

■ 黄色粉末，质轻，放水中则漂浮于水面

▨ 手捻之有腻滑感而松散，易附着手指上

草蒲黄

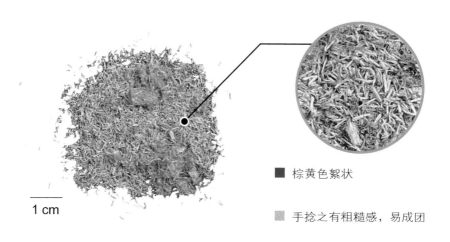

1 cm

■ 棕黄色絮状

▨ 手捻之有粗糙感，易成团

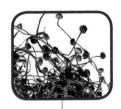

谷精草
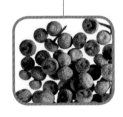

与

谷精珠

谷精草 **Gu Jing Cao** Eriocauli Flos	谷精珠 **Gu Jing Zhu** Eriocauli Sexangularis Flos

来源

谷精草科植物谷精草 *Eriocaulon buergerianum* Koern. 的带花茎的头状花序。

谷精草科植物华南谷精草 *Eriocaulon sexangulare* L. 的头状花序。

性味功效

味辛、甘，性平。
疏散风热，明目，退翳。

味辛、甘，性平。
疏散风热，明目，退翳。

品质要求

以珠（花序）大而紧、色灰白、花茎短、色黄绿者为佳。

以珠（花序）大而紧、色灰白、无花茎者为佳。

评注

谷精草的地区习用品为谷精珠。谷精珠的原植物名为华南谷精草（《中国高等植物图鉴》），与谷精草为同属植物，功效相似。谷精珠在华南地区常作谷精草药用。两者的成分、疗效对比及质量标准有待深入研究与制定。

谷精草

■ 多数有花茎，纤细，长短不一。花序较小，直径4~5mm

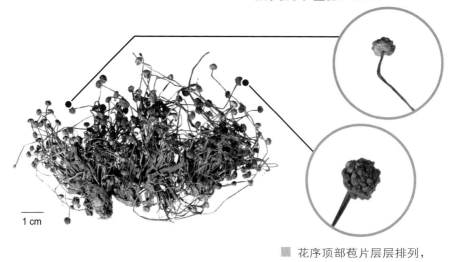

1 cm

■ 花序顶部苞片层层排列，白粉不如谷精珠明显

谷精珠

■ 花序坚实，被白粉，顶端凹陷

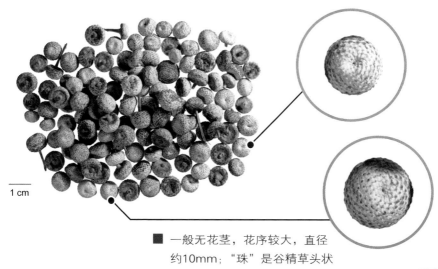

1 cm

■ 一般无花茎，花序较大，直径约10mm；"珠"是谷精草头状花序的习惯叫法。

果实及种子类中药

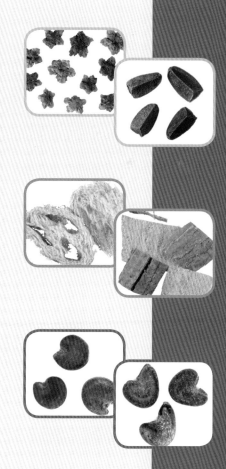

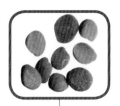

小菟丝子

与

大菟丝子

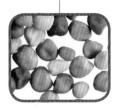

小菟丝子 Xiao Tu Si Zi Cuscutae Semen Chinensis	大菟丝子 Da Tu Si Zi Cuscutae Japonicae Semen
来源 旋花科植物菟丝子 *Cuscuta chinensis* Lam. 的干燥成熟种子。	旋花科植物金灯藤 *Cuscuta japonica* Choisy 的干燥成熟种子。
性味功效 味甘，性温。 滋补肝肾，固精缩尿，安胎，明目，止泻。	味甘，性温。 滋补肝肾，固精缩尿，安胎，明目，止泻。
品质要求 以粒饱满者为佳。	以粒饱满者为佳。

评注 《中国药典》收载小菟丝子为中药菟丝子的来源品种。本草考证发现古代认为小菟丝子入药为佳。大菟丝子为地方惯用品种。两者的化学成分和药理活性有待深入研究。

小菟丝子

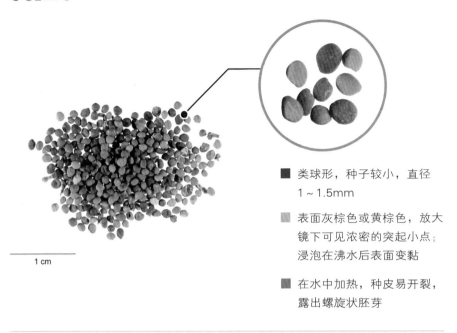

1 cm

- 类球形，种子较小，直径 1~1.5mm
- 表面灰棕色或黄棕色，放大镜下可见浓密的突起小点；浸泡在沸水后表面变黏
- 在水中加热，种皮易开裂，露出螺旋状胚芽

大菟丝子

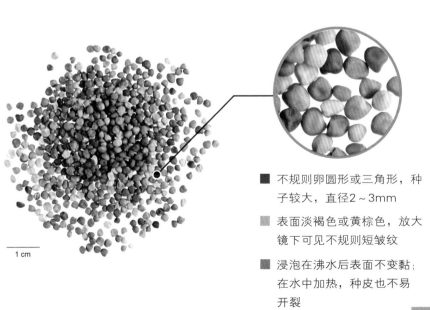

1 cm

- 不规则卵圆形或三角形，种子较大，直径2~3mm
- 表面淡褐色或黄棕色，放大镜下可见不规则短皱纹
- 浸泡在沸水后表面不变黏；在水中加热，种皮也不易开裂

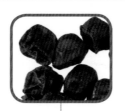

五味子

与

南五味子
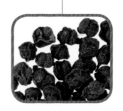

五味子 **Wu Wei Zi** Schisandrae Chinensis Fructus	南五味子 **Nan Wu Wei Zi** Schisandrae Sphenantherae Fructus
来源	木兰科植物五味子 *Schisandra chinensis* (Turcz.) Baill. 的干燥成熟果实。	木兰科植物华中五味子 *Schisandra sphenanthera* Rehd. et Wils. 的干燥成熟果实。
性味功效	味酸、甘，性温。 收敛固涩，益气生津，补肾宁心。	味酸、甘，性温。 收敛固涩，益气生津，补肾宁心。
品质要求	以色红、粒大、肉厚、有油性及光泽者为佳。	以色红、粒大、肉厚、有油性及光泽者为佳。

评注 五味子与南五味子在《中国药典》分列条目。
南五味子在中医临床上长期以来被认为可与五味子等同使用。
现代研究也显示，两者具有相似的化学成分和药理活性，以五味子质优。

五味子

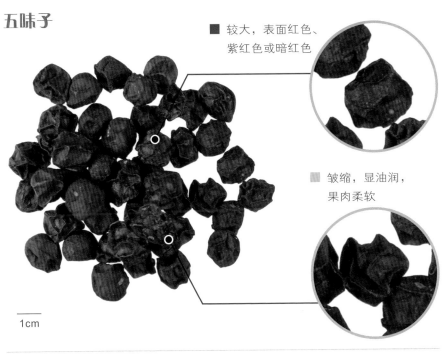

■ 较大，表面红色、
　紫红色或暗红色

■ 皱缩，显油润，
　果肉柔软

1cm

南五味子

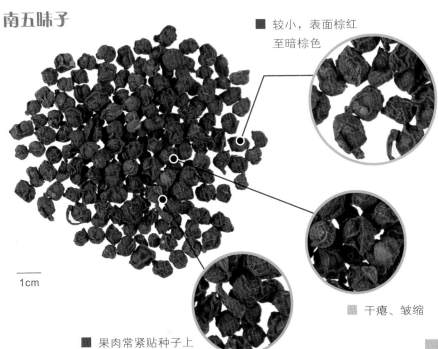

■ 较小，表面棕红
　至暗棕色

■ 干瘪、皱缩

■ 果肉常紧贴种子上

1cm

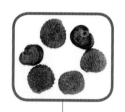

天仙子

与

南天仙子

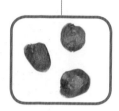

天仙子 **Tian Xian Zi** Hyoscyami Semen	南天仙子 **Nan Tian Xian Zi** Hygrophilae Semen
来源 茄科植物莨菪 *Hyoscyamus niger* L. 的成熟种子。	爵床科植物大花水蓑衣 *Hygrophila megalanta* Merr. 的种子。
性味功效 味苦、辛，性温。有大毒。解痉止痛，安神定喘。	味苦，性大寒。清热泻火，凉血解毒。
品质要求 以粒饱满、色棕黄者为佳。	以粒大、饱满、色棕红、遇水有黏性者为佳。

评注 天仙子的混淆品为南天仙子，两者来源相去甚远。天仙子为《中国药典》和香港第一类别中药材（毒剧）名单收录品种。

天仙子

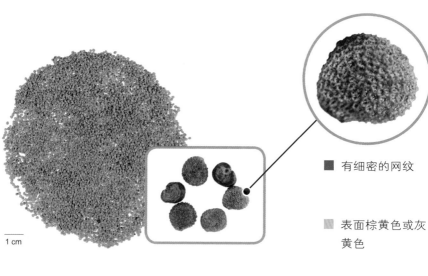

1 cm

■ 有细密的网纹

▨ 表面棕黄色或灰黄色

▨ 遇水不发黏

南天仙子

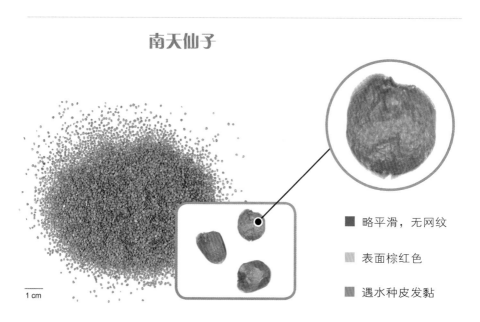

1 cm

■ 略平滑，无网纹

▨ 表面棕红色

▨ 遇水种皮发黏

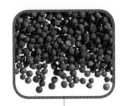

王不留行

与

广东王不留行

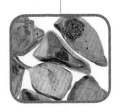

王不留行 **Wang Bu Liu Xing** Vaccariae Semen	广东王不留行 **Guang Dong Wang Bu Liu Xing** Fici Pumilae Receptaculum
来源 石竹科植物麦蓝菜 *Vaccaria segetalis* (Neck.) Garcke 的成熟种子。	桑科植物薜荔 *Ficus pumila* L. 的花序托。
性味功效 味苦，性平。 行血通经，下乳，消肿。	味甘、微涩，性平。 活血通经，下乳，消肿。
品质要求 以粒饱满、色黑者为佳。	以瓣片大、肉厚、无残留瘦果者为佳。

评注 王不留行的地区习用品为广东王不留行，被收入《广东中药志》。以上两药来源相去甚远，应区别使用。二者之间的化学成分、临床疗效及加工方法的对比研究有待深入。

王不留行

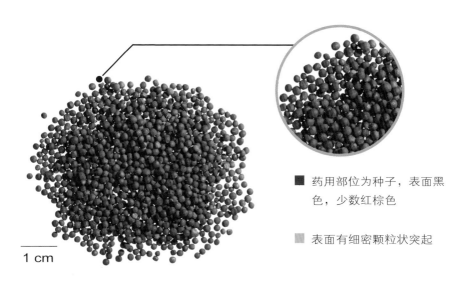

1 cm

■ 药用部位为种子，表面黑色，少数红棕色

■ 表面有细密颗粒状突起

广东王不留行

■ 有时可见多数细小果实

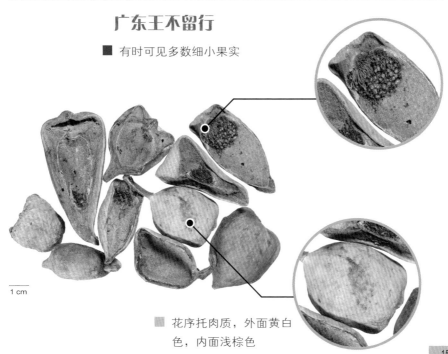

1 cm

■ 花序托肉质，外面黄白色，内面浅棕色

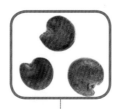

冬葵子

与

荷麻子

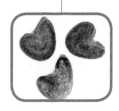

冬葵子 Dong Kui Zi Malvae Semen	荷麻子 Qing Ma Zi Abutili Semen
来源 锦葵科植物冬葵 *Malva verticillata* L. 的成熟种子。	锦葵科植物苘麻 *Abutilon theophrasti* Medic. 的种子。
性味功效 味甘、涩，性凉。 利水通淋，滑肠通便，下乳。	味苦，性平。 清热利湿，解毒，退翳。
品质要求 以籽粒饱满、色灰褐者为佳。	以籽粒饱满者为佳。

评注 冬葵以其果实"冬葵果"收载于《中国药典》。冬葵子的混淆品为苘麻子。现全国各地销售的冬葵子多为苘麻子。冬葵子和苘麻子来源、功效均不相同，应分别入药。

冬葵子

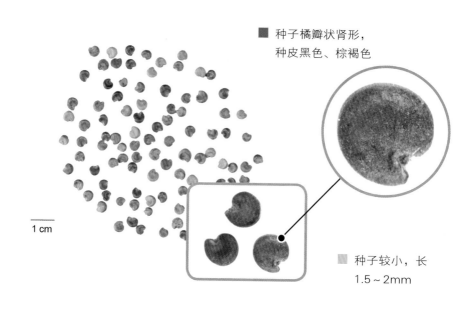

■ 种子橘瓣状肾形，
种皮黑色、棕褐色

1 cm

种子较小，长
1.5～2mm

苘麻子

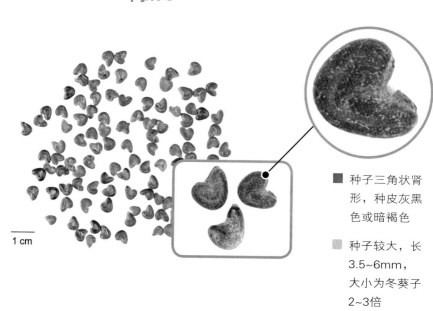

1 cm

■ 种子三角状肾
形，种皮灰黑
色或暗褐色

种子较大，长
3.5～6mm，
大小为冬葵子
2～3倍

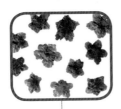

地肤子

与

茺蔚子

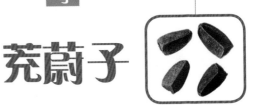

地肤子 Di Fu Zi Kochiae Fructus	茺蔚子 Chong Wei zi Leonuri Fructus
来源 藜科植物地肤 *Kochia scoparia* (L.) Schrad. 的成熟果实。	唇形科植物益母草 *Leonurus japonicus* Houtt. 的成熟果实。
性味功效 味辛、苦，性寒。 清热利湿，祛风止痒。	味辛、苦，性微寒。 活血调经，清肝明目。
品质要求 以饱满、色灰绿者为佳。	以粒大、饱满者为佳。

评注 地肤子的混淆品为茺蔚子。香港及广东以茺蔚子作地肤子误用已有多年历史。陈仁山《药物出产辨》曾记载："地肤子，产广东肇庆，以益母草仁为真。" 地肤子与茺蔚子在《中国药典》中分列条目，来源、功效均不相同，应区别使用。

地肤子

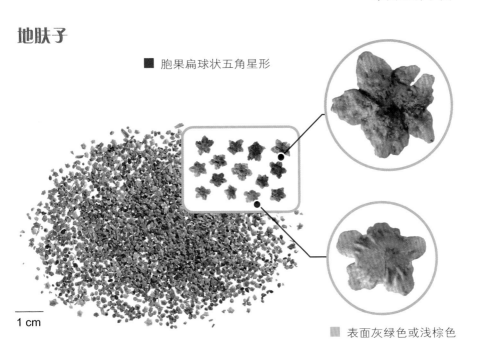

■ 胞果扁球状五角星形

1 cm

■ 表面灰绿色或浅棕色

茺蔚子

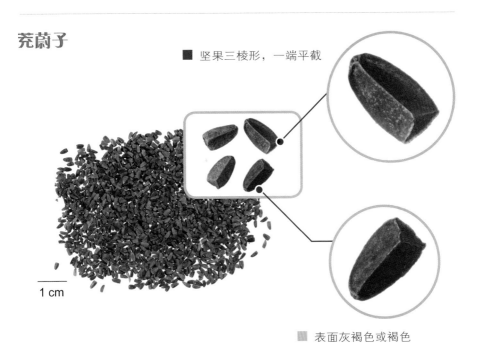

■ 坚果三棱形，一端平截

1 cm

■ 表面灰褐色或褐色

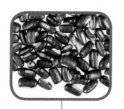

赤小豆

与

相思子

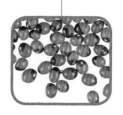

赤小豆 **Chi Xiao Dou** Vignae Semen	**相思子** **Xiang Si Zi** Abri Precatorii Semen
来源 豆科植物赤小豆 *Vigna umbellata* Ohwi et Ohashi 的成熟种子。	豆科植物相思子 *Abrus precatorius* L. 的成熟种子。
性味功效 味甘、酸，性平。 利水消肿，解毒排脓。	味苦、辛，性平；有毒。 清热解毒，驱痰，杀虫。
品质要求 以颗粒饱满、色紫红发暗者为佳。	以干燥、个大、粒饱满，质坚、红黑分明、色艳者为佳。

评注 赤小豆与相思子相混淆，由来已久，清代吴仪洛在《本草从新》一书赤小豆项下指出："今肆中半粒红半粒黑者，是相思子，一名红豆，苦平有毒。"相思子与赤小豆来源不同，且相思子有毒，二者应严格区分。

赤小豆

■ 长圆形而稍扁

▨ 表面紫红色

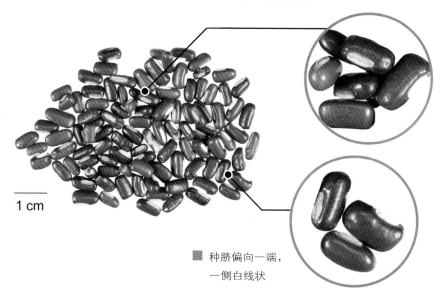

1 cm

■ 种脐偏向一端，
一侧白线状

相思子

■ 椭圆形，少数近球形

▨ 表面红色，种脐周围呈乌黑色

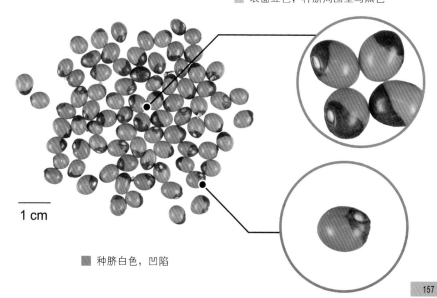

1 cm

■ 种脐白色，凹陷

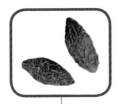

青果

与

西青果

	青果 **Qing Guo** Canarii Fructus	**西青果** **Xi Qing Guo** Chebulae Lmmaturus Fructus
来源	橄榄科植物橄榄 *Canarium album* Raeusch. 的成熟果实。	使君子科植物诃子 *Terminalia chebula* Retz. 的幼果，蒸熟后晒干而得。
性味 **功效**	味甘、酸、涩，性平。 清肺利咽，生津止渴，解毒。	味苦、微甘、涩，性微寒。 清热生津，利咽解毒。
品质 **要求**	以个大、质坚实、肉厚、味先涩后甜者为佳。	以身干、个均匀、质坚实、断面无空心者为佳。

评注 青果与青果一字之差,容易混淆,二者来源不同，功效有异，应区别使用。植物诃子 *Terminalia chebula* Retz.的干燥成熟果实，药材名仍为诃子；而其幼果蒸熟后晒干者，则为本篇所及西青果。西青果即藏青果，或名西藏青果。

青果

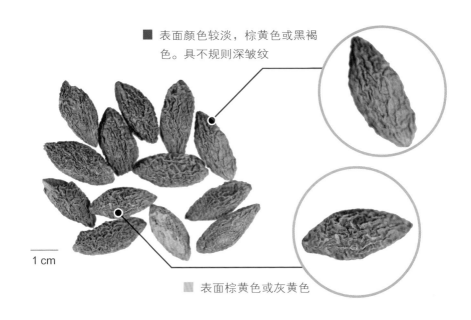

■ 表面颜色较淡，棕黄色或黑褐色。具不规则深皱纹

■ 表面棕黄色或灰黄色

1 cm

西青果

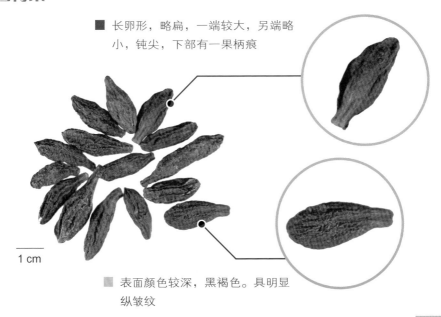

■ 长卵形，略扁，一端较大，另端略小，钝尖，下部有一果柄痕

■ 表面颜色较深，黑褐色。具明显纵皱纹

1 cm

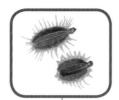

南鹤虱

与

华南鹤虱

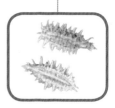

南鹤虱
Nan He Shi
Carotae Fructus

华南鹤虱
Hua Nan He Shi
Torilis Scabrae Fructus

来源

伞形科植物野胡萝卜 *Daucus carota* L. 的成熟果实。

伞形科植物窃衣 *Torilis scabra* (Thunb.) DC. 的果实。

性味功效

味苦、辛，性平；有小毒。
杀虫消积。

味苦、辛，性平。
杀虫止泻，收湿止痒。

品质要求

以籽粒充实、种仁类白色、有油性者为佳。

以粒均匀，饱满者为佳。

评注

华南鹤虱为南鹤虱的地方习用品，以华南鹤虱之名收录于《广东中药志》。两者来源不同，应严格区分。两者之间的化学成分、临床疗效的对比研究有待深入。

南鹤虱

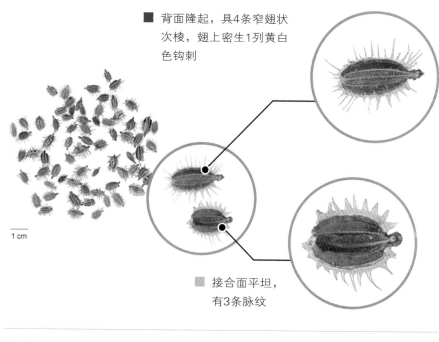

■ 背面隆起，具4条窄翅状
次棱，翅上密生1列黄白
色钩刺

1 cm

■ 接合面平坦，
有3条脉纹

华南鹤虱

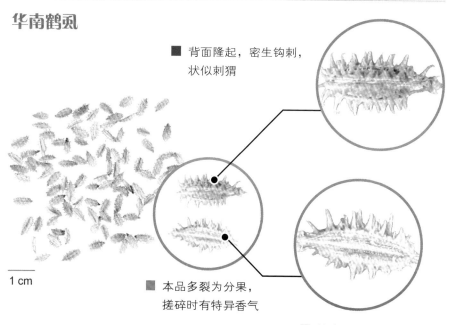

■ 背面隆起，密生钩刺，
状似刺猬

1 cm

■ 本品多裂为分果，
搓碎时有特异香气

■ 接合面凹陷成槽状

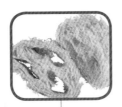

丝瓜络

与

粤丝瓜络

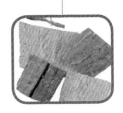

丝瓜络 Si Gua Luo Luffae Retinenus Fructus	粤丝瓜络 Yue Si Gua Luo Luffae Acutangulae Fructus
来源 葫芦科植物丝瓜 *Luffa cylindrica* (L.) Roem. 成熟果实的维管束。	葫芦科植物棱角丝瓜 *Luffa acutangula* (Lisnn.) Roxb. 除去种子后的老熟果实。
性味功效 味甘，性平。 通络，活血，驱风。	味甘，性凉。 清热化痰，凉血解毒。
品质要求 以长条个大、去除外皮、网状维管束黄白色为佳。	以长条个大、表皮完好、内面网状筋络灰黄色者为佳。

评注 丝瓜络的地区习用品为粤丝瓜络，被收入《广东中药志》。上述两药，来源近似，加工方法不同，两者的化学成分与疗效对比研究有待深入。

丝瓜络

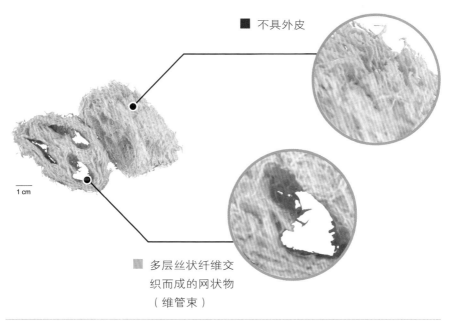

■ 不具外皮

1 cm

▮ 多层丝状纤维交
织而成的网状物
（维管束）

粤丝瓜络

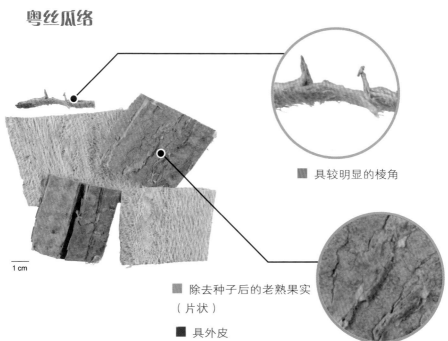

1 cm

■ 具较明显的棱角

▮ 除去种子后的老熟果实
（片状）

■ 具外皮

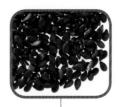

黑芝麻

与

亚麻子

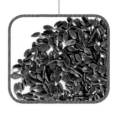

黑芝麻 **Hei Zhi Ma** Sesami Semen Nigrum	亚麻子 **Ya Ma Zi** Lini Semen

 来源

脂麻科植物脂麻 *Sesamum indicum* L. 的成熟种子。

亚麻科植物亚麻 *Linum usita-tissimum* L. 的成熟种子。

 性味功效

味甘，性平。
补肝肾，益精血，润肠燥。

味甘，性平。
润燥，驱风。

 品质要求

以籽粒大、饱满、色黑色为佳。

以饱满、光滑、色棕红者为佳。

 评注

黑芝麻的混淆品为亚麻子。两药均为《中国药典》收录品种。胡麻子为亚麻子的异名，胡麻为黑芝麻的异名，由于两者异名相近，故易造成使用混淆。黑芝麻和亚麻子的来源与疗效均不相同，应区别使用。

黑芝麻

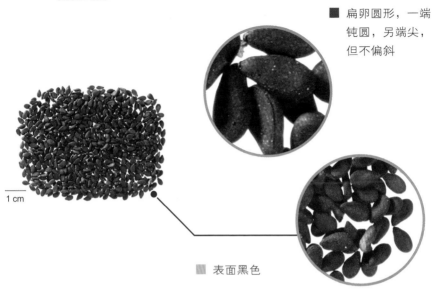

■ 扁卵圆形，一端
钝圆，另端尖，
但不偏斜

1 cm

■ 表面黑色

亚麻子

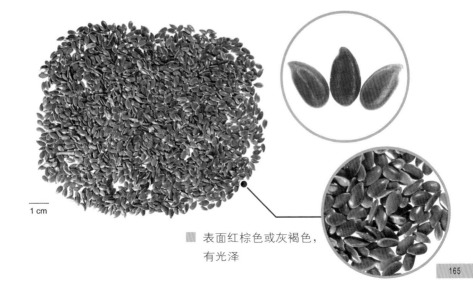

■ 一端钝圆，另一端尖而略偏斜

1 cm

■ 表面红棕色或灰褐色，
有光泽

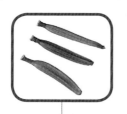

鹤虱

与

南鹤虱

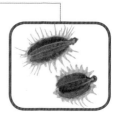

鹤虱 He Shi Carpesii Fructus	南鹤虱 Nan He Shi Carotae Fructus
菊科植物天名精 *Carpesium abrotanoides* L. 的成熟果实。	伞形科植物野胡萝卜 *Daucus carota* L. 的成熟果实。
味苦、辛，性平；有小毒。 杀虫消积。	味苦、辛，性平；有小毒。 杀虫消积。
以粒均匀、饱满、嚼之有粒性、表面有光泽者为佳。	以籽粒充实、种仁类白色、有油性者为佳。

 鹤虱又称北鹤虱，与南鹤虱均为《中国药典》收载品种，两者来源相去甚远，应严格区分。两者之间的化学成分、临床疗效对比研究有待深入。南、北鹤虱均有小毒。

鹤虱

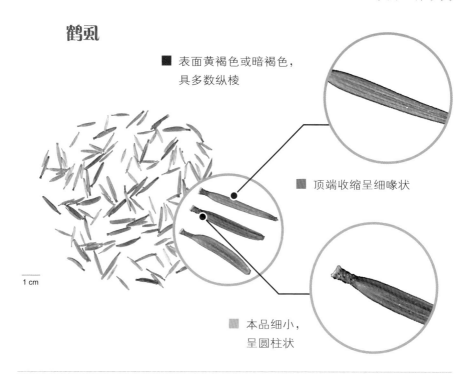

■ 表面黄褐色或暗褐色，具多数纵棱

■ 顶端收缩呈细喙状

■ 本品细小，呈圆柱状

1 cm

南鹤虱

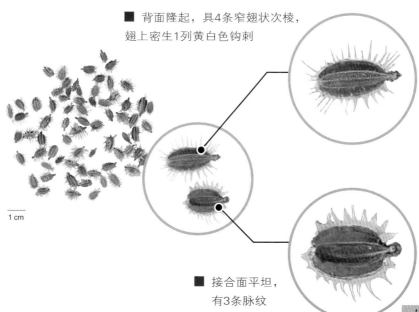

■ 背面隆起，具4条窄翅状次棱，翅上密生1列黄白色钩刺

■ 接合面平坦，有3条脉纹

1 cm

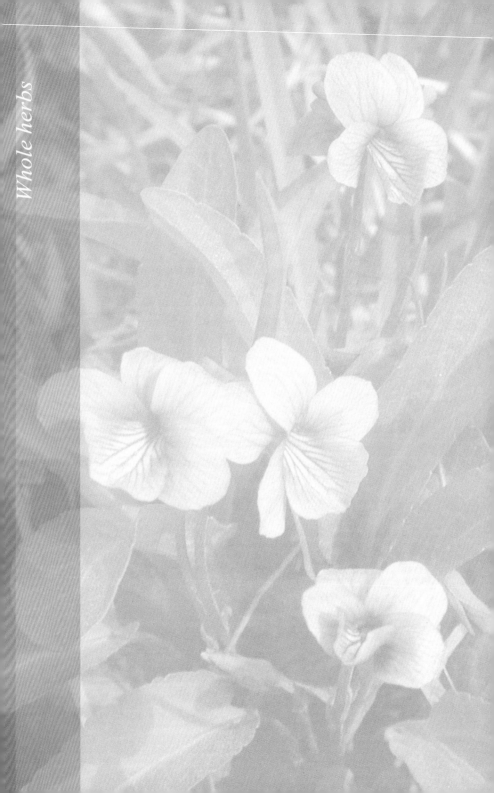

Whole herbs

全草类中药

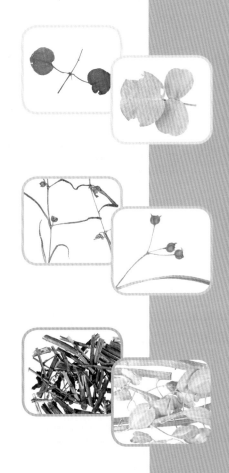

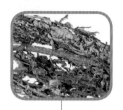

大薊

与

小薊

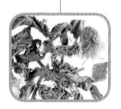

大薊 **Da Ji** Cirsii Japonici Herba	**小薊** **Xiao Ji** Cirsii Herba
菊科植物蓟 *Cirsium japonicum* Fisch.ex DC. 的地上部分。	菊科植物刺儿菜 *Cirsium setosum* (Willd.) MB. 的地上部分。
味甘、苦，性凉。 凉血止血，祛瘀消肿。	味甘、微苦，性凉。 凉血止血，祛瘀消肿。
根以条粗、芦头短者为佳。	以色绿、叶多者为佳。

 香港地区习惯将大蓟和小蓟混用，此外，大蓟除地上部分外，根也同时使用。大蓟与小蓟来源不同，《中国药典》已将其分列条目，应区别使用。

大蓟

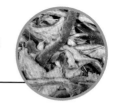

■ 叶片上表面灰绿色或黄棕色，下表面色较浅

■ 完整叶片较长，展开后呈倒披针形或倒卵状椭圆形，羽状深裂，边缘具明显的不等长针刺

■ 羽状冠毛灰白色

■ 根纺锤形或长椭圆形，数条丛生而扭曲

小蓟

■ 叶片上表面绿褐色，下表面灰绿色

■ 完整叶片较短，展开后呈长椭圆形或长圆状披针形，全缘或微齿裂至羽状深裂，齿尖具针刺，刺不明显

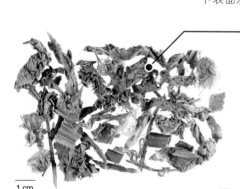

■ 苞片5~8层，黄绿色；花黄白至紫红色

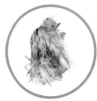

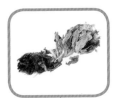

天山雪莲

与

西藏雪莲

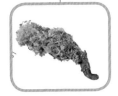

天山雪莲
Tian Shan Xue Lian
Saussureae Involucratae Herba

西藏雪莲
Xi Zang Xue Lian
Saussureae Medusae Herba

来源

菊科植物天山雪莲 *Saussurea involucrate* (Kar. et Kir.) Sch. Bip. 的干燥地上部分。

菊科植物水母雪兔子 *Saussurea medusa* Maxim. 的干燥地上部分。

性味功效

味微苦，性温。
温补肾阳，祛风除湿，通经活络。

味微苦，性温。
温补肾阳，通经止血。

品质要求

无明确规格。

无明确规格。

评注

《中国药典》收载天山雪莲。天山雪莲主要分布在新疆，为维吾尔族惯用药材，亦称"新疆雪莲"。西藏雪莲主要分布在西藏，又称"水母雪莲"，为藏医常用药。两者在中医临床功效类似，但两者的化学成分和药理活性仍待深入比较研究。

天山雪莲

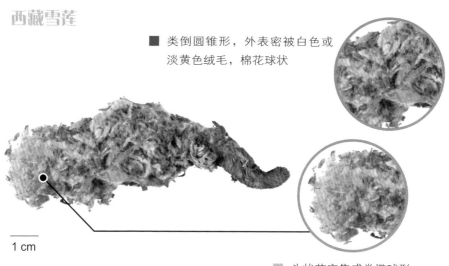

■ 雌蕊柱头2裂

■ 叶片呈卵状长圆形或广披针形，两面被柔毛，边缘有锯齿和缘毛

■ 头状花序类球形

■ 根茎粗而短，残留大量基生叶

西藏雪莲

■ 类倒圆锥形，外表密被白色或淡黄色绒毛，棉花球状

1 cm

■ 头状花序集成类椭球形，根茎细长

■ 茎条形

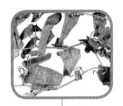

天仙藤

与

青木香
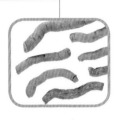

天仙藤 **Tian Xian Teng** Aristolochiae Herba	青木香 **Qing Mu Xiang** Aristolochiae Radix
马兜铃科植物马兜铃 *Aristolochia debilis* Sieb. et Zucc. 的地上部分。	马兜铃科植物马兜铃 *Aristolochia debilis* Sieb. et Zucc. 的根。
味苦，性温；有毒。 行气活血，利水消肿。	味辛、苦，性寒；有毒。 行气止痛，解毒消肿，祛湿。
以色绿、质脆、气清香者为佳。	以粗大、坚硬、断面黄白色、香气浓者为佳。

评注 天仙藤的混淆品为青木香。虽然二者来自同一植物，但地上与地下部位功效往往不同。天仙藤为《中国药典》收载品种，尚有同属植物北马兜铃 *A. contorta* Bge. 的茎叶，亦作天仙藤用。天仙藤和青木香都含有马兜铃酸类成分，长期大量使用能引起急性肾衰、慢性肾衰、肾小管坏死、尿道癌等肾病。

天仙藤

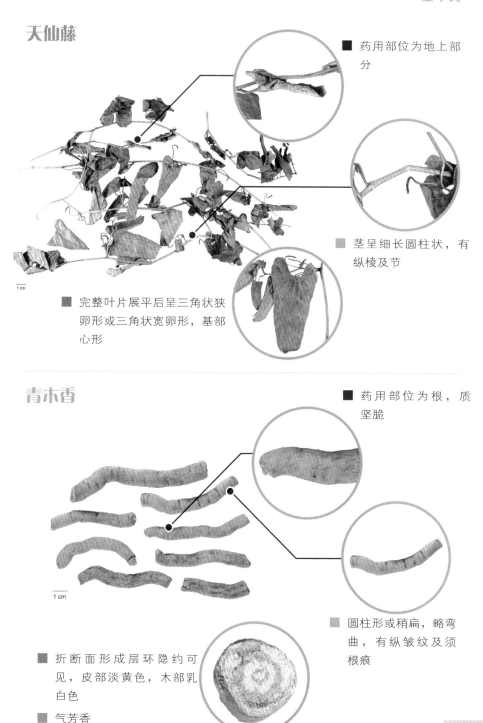

■ 药用部位为地上部分

■ 茎呈细长圆柱状，有纵棱及节

■ 完整叶片展平后呈三角状狭卵形或三角状宽卵形，基部心形

青木香

■ 药用部位为根，质坚脆

■ 圆柱形或稍扁，略弯曲，有纵皱纹及须根痕

■ 折断面形成层环隐约可见，皮部淡黄色，木部乳白色

■ 气芳香

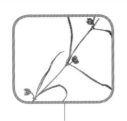

白花蛇舌草

与

伞房花蛇舌草

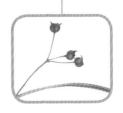

白花蛇舌草
Ba Hua She She Cao
Hedyotidis Diffusae Herba

伞房花蛇舌草
San Fang Hua She She Cao
Hedyotidis Corymbosae Herba

来源

茜草科植物白花蛇舌草 *Hedyotis diffusa* Willd. 的全草。

茜草科植物伞房花耳草 *Hedyotis corymbosa* (L.) Lam. 的全草。

性味功效

味甘淡，性凉。
清热解毒，利尿消肿，活血止痛。

味苦、淡，性平。
清热解毒，利尿消肿。

品质要求

以色绿、花叶完整者为佳。

以色黄绿、叶少碎断者为佳。

评注

白花蛇舌草的地方习用品为伞房花蛇舌草，后者在华南地区俗称水线草，其名称出自《植物名实图考》。以上两种植物近缘，其化学成分、临床疗效的对比研究有待深入。

白花蛇舌草

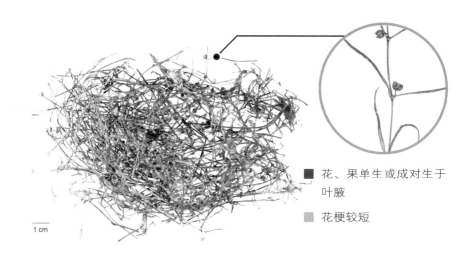

■ 花、果单生或成对生于
叶腋

▨ 花梗较短

1 cm

伞房花蛇舌草

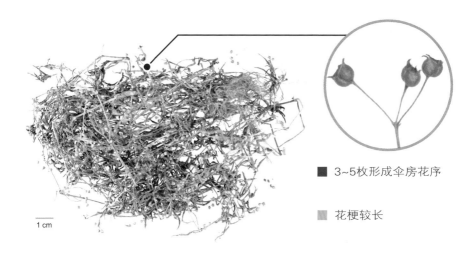

■ 3~5枚形成伞房花序

▨ 花梗较长

1 cm

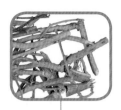

白英

与

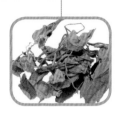

寻骨风

白英
Bai Ying
Solani Lyrati Herba

寻骨风
Xun Gu Feng
Aristolochiae Mollissimae Herba

茄科植物白英 *Solanum lyratum* Thunb. 的全草。

马兜铃科植物绵毛马兜铃 *Aristolochia mollissima* Hance 的全草。

味甘、苦，性寒；有小毒。清热利湿，解毒消肿。

味辛、苦，性平，有毒。祛风除湿，活血通络，止痛。

以茎粗壮、叶绿、无果者为佳。

以叶色绿、根茎多、香气浓者为佳。

评注

白英的混淆品为寻骨风，产生混淆的原因是白英与寻骨风有一相同的别名白毛藤。寻骨风含有马兜铃酸类成分，长期大量使用能引起肾小管坏死、尿道癌、急性或慢性肾衰竭等肾病。

白英

■ 茎表面黄绿色至棕绿色，被灰白色柔毛，粗茎常无毛或少毛

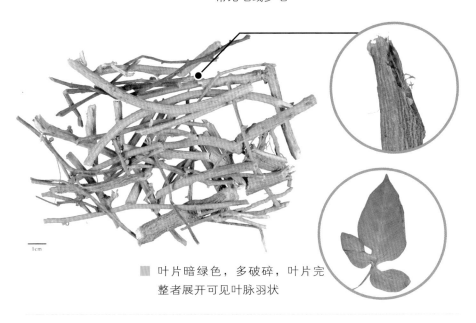

■ 叶片暗绿色，多破碎，叶片完整者展开可见叶脉羽状

寻骨风

■ 茎淡绿色，密被白色绵毛

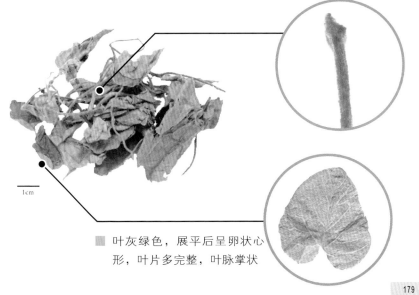

■ 叶灰绿色，展平后呈卵状心形，叶片多完整，叶脉掌状

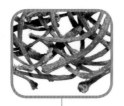

石斛

与

有瓜石斛

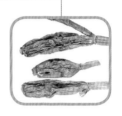

石斛
Shi Hu
Dendrobii Caulis

有瓜石斛
You Gua Shi Hu
Ephemeranthae Fimbriatae Herba

 来源

兰科植物铁皮石斛 *Dendrobium candidum* Wall. ex Lindl. 的茎。

兰科植物流苏金石斛 *Ephemerantha fimbriatum* (BL.) P.E. Hunt et Summ. 的茎。

 性味功效

味甘，性微寒。
益胃生津，滋阴清热。

味甘、淡，性寒。
清热润肺止咳。

 品质要求

以色金黄、有光泽、质柔软、脂膏较丰者为佳。

无明确规格。

 评注

《中国药典》尚收载有同属植物金钗石斛 *D. nobile* Lindl.的茎，亦作石斛药用。石斛加工品称"枫斗"。石斛的混淆品为有瓜石槲。两类植物的来源相去甚远，应区别使用。

石斛

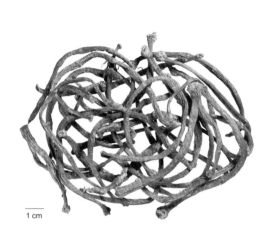

1 cm

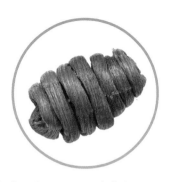

■ 茎细长圆柱形，金黄色至淡黄褐色，有光泽具纵沟。

▨ 嚼之有黏性。

有瓜石斛

■ 节明显，多分枝

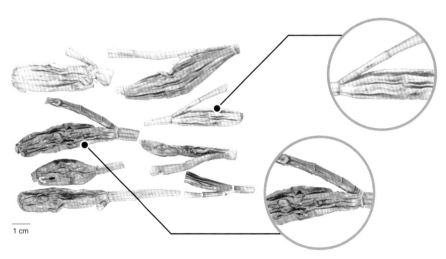

1 cm

■ 每一分枝顶端有1膨大的扁纺锤形假鳞茎，俗称"瓜"

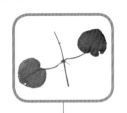

金钱草

与

广金钱草

金钱草
Jin Qian Cao
Lysimachiae Herba

广金钱草
Guang Jin Qian Cao
Desmodii Styracifolii Herba

报春花科植物过路黄 *Lysimachia christinae* Hance 的全草。

豆科植物广金钱草 *Desmodium styracifolium* (Osb.) Merr. 的地上部分。

味甘、咸，性微寒。
清利湿热，通淋，消肿。

味甘、淡，性凉。
清热利湿，通淋排石。

以叶大、色绿者为佳。

以叶多、色绿者为佳。

金钱草的代用品为广金钱草。《中国药典》已将金钱草与广金钱草分列条目，两者应区别使用。

金钱草

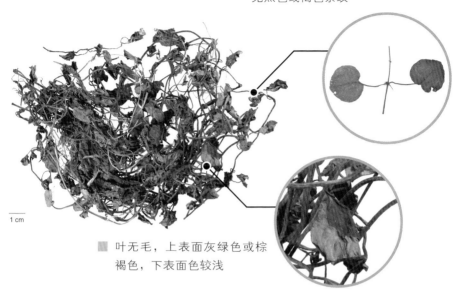

■ 单叶对生，水浸后对光透视可
见黑色或褐色条纹

1 cm

■ 叶无毛，上表面灰绿色或棕
褐色，下表面色较浅

广金钱草

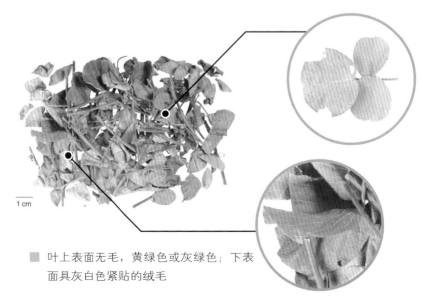

■ 小叶1或3，互生

1 cm

■ 叶上表面无毛，黄绿色或灰绿色；下表
面具灰白色紧贴的绒毛

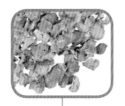

浮萍

与

大浮萍

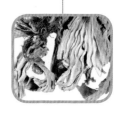

浮萍
Fu Ping
Spirodelae Herba

大浮萍
Da Fu Ping
Pistiae Stratiotis Herba

 来源

浮萍科植物紫萍 *Spirodela po-lyrrhiza* (L.) Schleid. 的全草。

天南星科植物大藻 *Pistia stra-tiotes* L 的全草。

 性味功效

味辛，性寒。
宣散风热，透疹，利尿。

味辛，性寒。
疏风透疹，利尿除湿，凉血活血。

 品质要求

以色绿、背紫者为佳。

无明确规格。

 评注

紫萍为《中国药典》浮萍之正品。大浮萍为地区习用品，收载于《广东中药志》。大浮萍在《全国中草药汇编》中记载："孕妇忌服。本品根有微毒，内服应去根。" 大浮萍的成分、功效及质量标准研究均有待深入。

浮萍

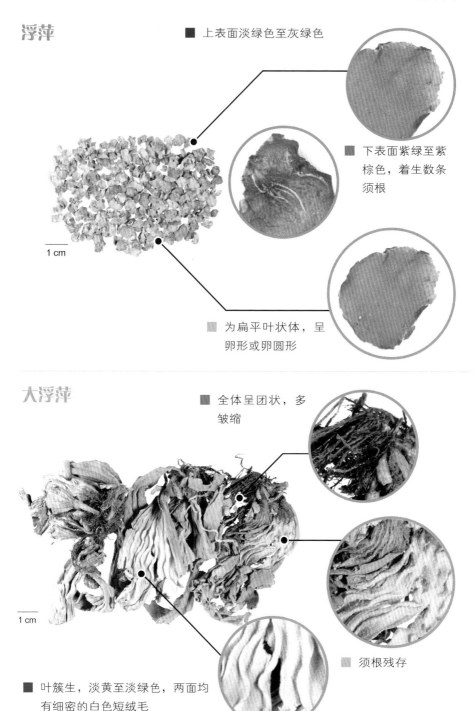

■ 上表面淡绿色至灰绿色

■ 下表面紫绿至紫棕色，着生数条须根

1 cm

■ 为扁平叶状体，呈卵形或卵圆形

大浮萍

■ 全体呈团状，多皱缩

1 cm

■ 须根残存

■ 叶簇生，淡黄至淡绿色，两面均有细密的白色短绒毛

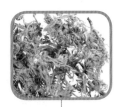

茵陈

与

牛至

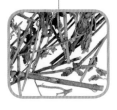

茵陈 Yin Chen Artemisiae Scopariae Herba	牛至 Niu Zhi Origani Vulgaris Herba
来源 菊科植物滨蒿 *Artemisia sco-paria* Waldst. et Kit. 的地上部分。	唇形科植物牛至 *Origanum vulgare* L. 的全草。
性味功效 味微苦、微辛，性微寒。清热利湿，退黄。	味辛、微苦，性凉。解表，理气，清热，解暑，利湿。
品质要求 以质嫩、绵软、色灰白、香气浓者为佳。	以叶多、气香浓者为佳。

评注 茵陈的混淆品为牛至。《中国药典》尚收载同属植物茵陈蒿 *A. capillaris* Thunb. 地上部分，亦作茵陈药用。春天采者去根幼苗习称为"绵茵陈"，夏季割取地上部分称"茵陈蒿"。牛至又名"土茵陈"，因此易与"茵陈"造成混淆。茵陈与牛至来源相去甚远，功效迥异，应严格区分。

茵陈

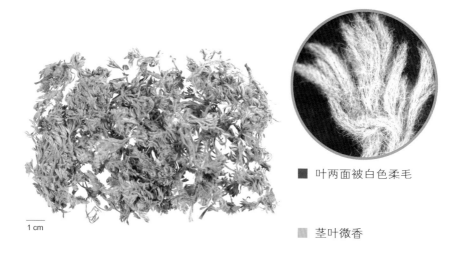

1 cm

■ 叶两面被白色柔毛

■ 茎叶微香

牛至

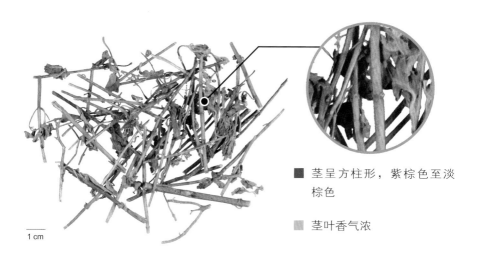

1 cm

■ 茎呈方柱形，紫棕色至淡棕色

■ 茎叶香气浓

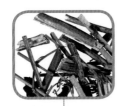

败酱草

与

菥蓂

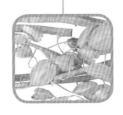

败酱草 **Bai Jiang Cao** Herba Pafriniae	**菥蓂** **Xi Ming** Thiaspi Herba
败酱科植物黄花败酱 *Patrinia scabiosaefolia* Fisch. 的全草。	十字花科植物菥蓂 *Thlaspi arvense* L. 的地上部分。
味辛、苦，性微寒。 清热解毒，活血排脓。	味辛，性微寒。 清热解毒，利水消肿。
以色红褐、叶少碎落、有败酱臭者为佳。	以果实完整、色黄绿者为佳。

评注 同属植物白花败酱*P.villosa* (Thunb.) Juss的全草，亦作败酱草药用。菥蓂在中国中南地区有败酱草之异名，是造成混淆的原因之一。败酱草与菥蓂来源上相去甚远，功效亦有差异，应严格区分。

败酱草

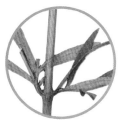

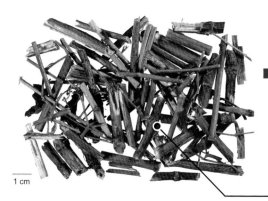

1 cm

■ 叶对生，叶片薄，完整呈多回羽状深裂或全裂，边缘有锯齿

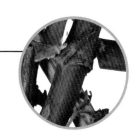

■ 根茎表面暗棕至暗紫色，有节，节上有细根

■ 有特异败酱臭味

菥蓂

■ 茎表面黄绿或灰绿色，折断面中心有髓

■ 无特异酱臭味

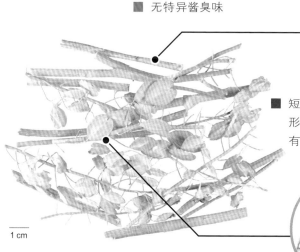

1 cm

■ 短角果扁平倒卵形或椭圆形，边缘有翅，两面中央各有1条棱线，先端凹入

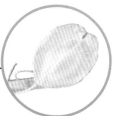

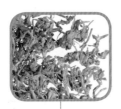

紫花地丁

与

广地丁

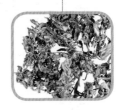

紫花地丁 **Zi Hua Di Ding** Violae Herba	广地丁 **Guang Di Ding** Gentianae Loureirii Herba
来源 董菜科植物紫花地丁 *Viola yedoensis* Makio 的全草。	龙胆科植物华南龙胆 *Gentiana loureiri* (D. Don) Griseb. 的带根全草。
性味功效 味辛、苦，性寒。 清热解毒，凉血消肿。	味苦，性寒。 清热利湿，解毒消痈。
品质要求 以色绿、根黄者为佳。	以株矮小、叶色青、花色紫者为佳。

 评注 紫花地丁的习用品为广地丁。广州地区曾长期将华南龙胆作地丁入药，故名广地丁。紫花地丁与广地丁应分列条目，二者的化学成分、疗效对比研究有待深入。

紫花地丁

■ 蒴果椭圆形或3裂，种子多数，淡棕色

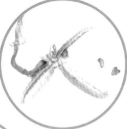

■ 花茎纤细；花瓣5

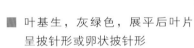

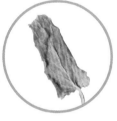

■ 叶基生，灰绿色，展平后叶片呈披针形或卵状披针形

广地丁

■ 近基部的叶密集，较大

■ 茎自基部丛生，紫蓝色

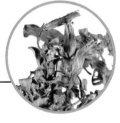

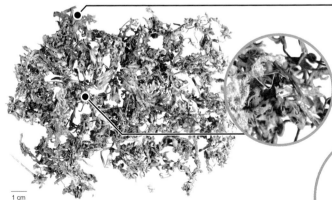

■ 枝端有紫蓝色的钟状花

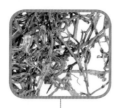

萹蓄

与

小萹蓄

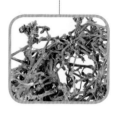

萹蓄
Bian Xu
Polygoni Avicularis Herba

小萹蓄
Xiao Bian Xu
Polygoni Plebii Herba

蓼科植物萹蓄 *Polygonum aviculare* L. 的地上部分。

蓼科植物腋花蓼 *Polygonum plebeium* R. Brown 的全草。

味苦，性微寒。
利水通淋，杀虫止痒。

味苦，性凉。
利尿通淋，清热解毒，化湿杀虫。

以质嫩、叶多、色灰绿者为佳。

以质嫩、叶多者为佳。

萹蓄的地区习用品为小萹蓄，收载于《广东中药志》。小萹蓄在《中国植物志》中的原植物名为习见蓼，地方名为腋花蓼。萹蓄与小萹蓄源于同属植物，二者的化学成分及疗效对比研究有待深入，二者应区别使用。

萹蓄

■ 茎呈圆柱形稍扁，节膨大，
　上有残存红棕色膜质的叶鞘

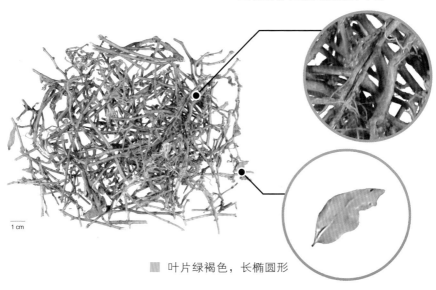

1 cm

▧ 叶片绿褐色，长椭圆形

小萹蓄

■ 花小，簇生于托叶鞘内
　（腋花）

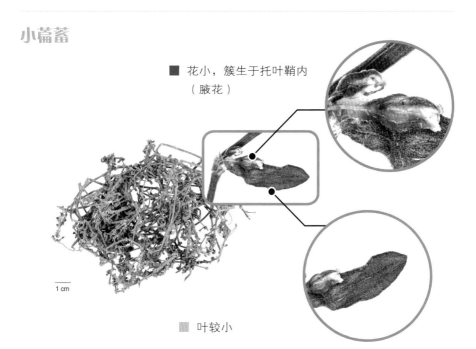

1 cm

▧ 叶较小

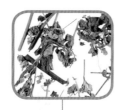

豨莶草

与

防风草

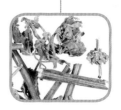

豨莶草 **Xi Xian Cao** Siegesbeckiae Herba	防风草 **Fang Feng Cao** Epimeredis Indicae Herba
菊科植物腺梗豨莶 *Siegesbeckia pubescens* Makino 的地上部分。	唇形科植物广防风 *Epimeredi indica* (L.) Rothm. 的全草。
味苦，性微寒。 利水通淋，杀虫止痒。	味苦、辛，性平；有小毒。 祛风湿，消疮毒。
以质嫩、叶多、色灰绿者为佳。	以叶多、灰绿色者为佳。

评注 《中国药典》尚收载有同属植物豨莶草 *S.orientalis* L.或毛梗豨莶 *S. glabrescens* Makino的地上部分，亦作豨莶草药用。防风草在《岭南采药录》中有豨莶草、土防风之异名。豨莶草与防风草来源相去甚远，应区别使用。

豨莶草

■ 头状花序

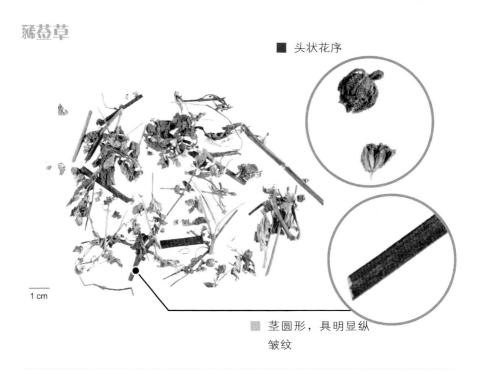

1 cm

▓ 茎圆形，具明显纵
皱纹

防风草

■ 轮伞花序

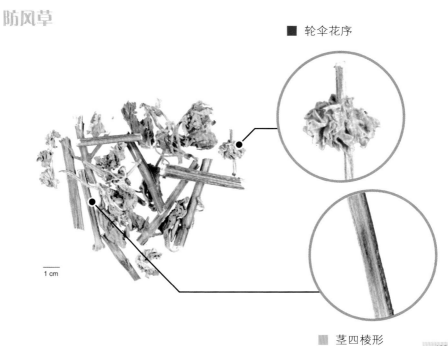

1 cm

▓ 茎四棱形

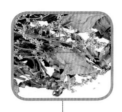

刘寄奴

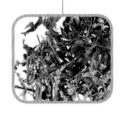

与

广东刘寄奴

刘寄奴
Liu Ji Nu
Artemisiae Anomalae Herba

广东刘寄奴
Guang Dong Liu Ji Nu
Artemisiae Lactiflorae Herba

来源

菊科植物奇蒿 *Artemisia anomala* S. Moore 的带花全草。

菊科植物白苞蒿 *Artemisia lac-tiflora* Wall. ex DC. 的全草。

性味功效

味辛、微苦，性温。
破瘀通经，止血消肿，消食化积。

味辛、微苦，性微温。
活血散瘀，理气化湿。

品质要求

以叶绿、花穗多者为佳。

以茎枝幼嫩、叶片多、不带根头者为佳。

评注

刘寄奴始载于《雷公炮炙论》，《新修本草》名刘寄奴草。广东刘寄奴为刘寄奴的地方用药，被《广东中药志》所收载。刘寄奴市售品种较为混乱，中国北方习用玄参科植物阴行草 *Siphonostegia chinensis* Benth. 的全草作刘寄奴使用，称北刘寄奴。上述品种应予甄别，不可随意替代。

刘寄奴

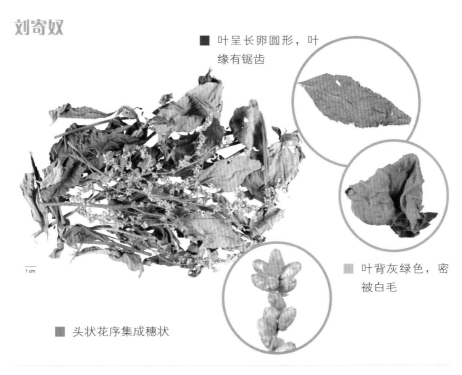

■ 叶呈长卵圆形，叶缘有锯齿

■ 叶背灰绿色，密被白毛

1 cm

■ 头状花序集成穗状

广东刘寄奴

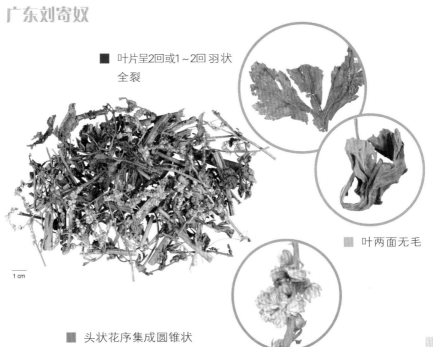

■ 叶片呈2回或1～2回羽状全裂

■ 叶两面无毛

1 cm

■ 头状花序集成圆锥状

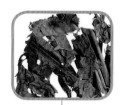

泽兰

与

佩兰

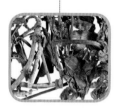

泽兰 **Ze Lan** Lycopi Herba	佩兰 **Pei Lan** Eupatorii Herba
来源 唇形科植物毛叶地瓜儿苗 *Lycopus lucidus* Turcz. var. *hirtus* Regel 的地上部分。	菊科植物佩兰 *Eupatorium fortunei* Turcz. 的地上部分。
性味功效 味苦、辛，性微温。 活血化瘀，行水消肿。	味辛，性平。 解暑化湿，辟秽和中。
品质要求 以质嫩、叶多、色绿者为佳。	以质嫩、叶多、色绿、香气浓郁者为佳。

评注 泽兰的混淆品为佩兰。泽兰与佩兰相互混淆的一个重要原因，是历代本草中早就存在名称混淆问题。泽兰与佩兰在来源、性味、功效等方面均有很大的区别，《中国药典》已分列条目，应区别使用。

泽兰

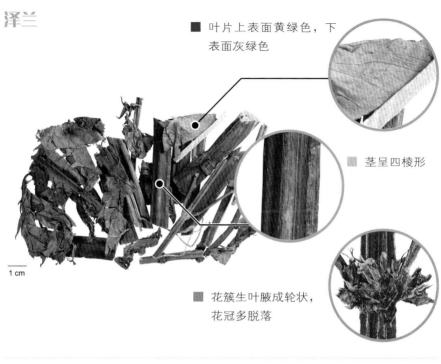

■ 叶片上表面黄绿色，下表面灰绿色

■ 茎呈四棱形

■ 花簇生叶腋成轮状，花冠多脱落

1 cm

佩兰

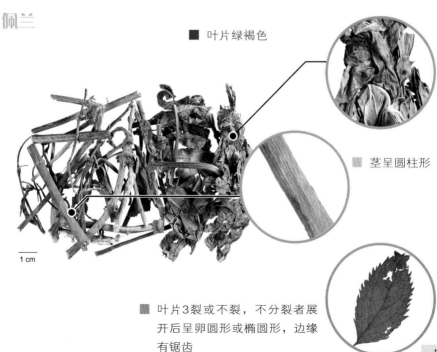

■ 叶片绿褐色

■ 茎呈圆柱形

■ 叶片3裂或不裂，不分裂者展开后呈卵圆形或椭圆形，边缘有锯齿

1 cm

199

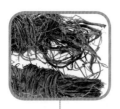

鸡骨草

与

毛鸡骨草

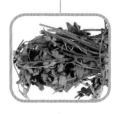

鸡骨草
Ji Gu Cao
Abri Herba

毛鸡骨草
Mao Ji Gu Cao
Abri Mollis Herba

来源

豆科植物广东相思子 *Abrus cantoniensis* Hance 的全草。

豆科植物毛相思子 *Abrus mollis* Hance 的全草。

性味功效

味甘、微苦，性凉。
清热利湿，散瘀止痛。

味甘、淡，性凉。
清热解毒，利湿。

品质要求

以根粗、茎叶全者为佳。

以根粗、茎叶全者为佳。

评注

毛鸡骨草是鸡骨草的地方用药，《广东中药志》有收载。鸡骨草与毛鸡骨草源于同属植物，名称、形态相似，容易混淆。二者的化学成分、疗效对比研究有待深入。鸡骨草及毛鸡骨草的种子均有大毒，使用时应将豆荚全部摘除，以免中毒。

鸡骨草

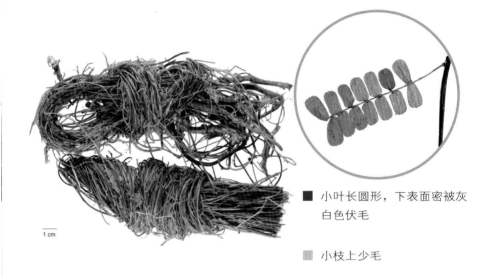

1 cm

■ 小叶长圆形，下表面密被灰
白色伏毛

■ 小枝上少毛

毛鸡骨草

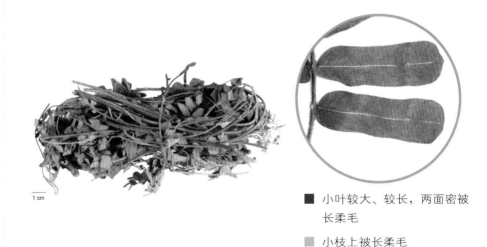

1 cm

■ 小叶较大、较长，两面密被
长柔毛

■ 小枝上被长柔毛

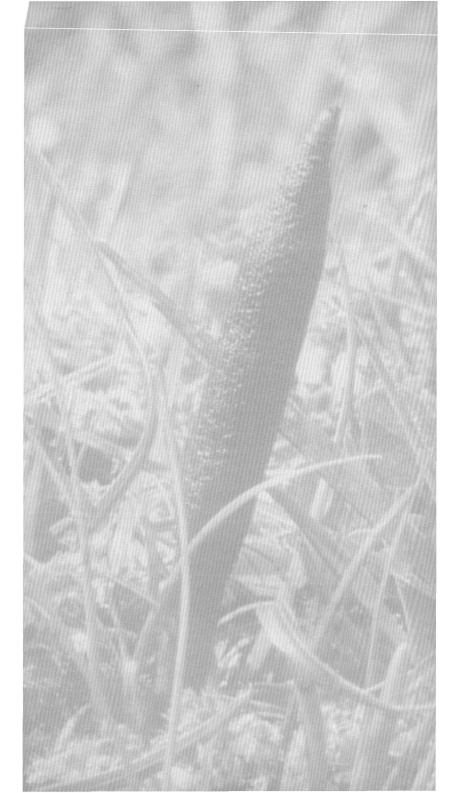

动物及其他类

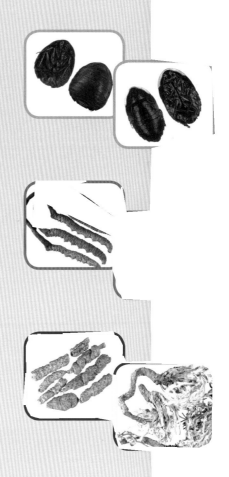

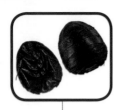

土鳖虫

与

金边土鳖

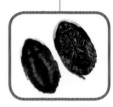

土鳖虫 **Tu Bie Chong** Eupolyphaga Steleophaga	金边土鳖 **Jin Bian Tu Bie** Opisthoplatia
来源	鳖蠊科动物地鳖 *Eupolyphaga sinensis* Walker 的雌虫体。	姬蠊科动物东方后片蠊 *Opisthoplatia orientalis* Burmeister 的虫体。
性味功效	味咸，性寒；有小毒。 破瘀血，续筋骨。	味咸，性寒；有小毒。 破瘀血，续筋骨。
品质要求	以完整、油润光泽者为佳。	以个大、完整、有光泽、洁净者为佳。

评注 《中国药典》尚收载同科动物冀地鳖*Steleophaga plancyi* (Boleny) 的雌虫体作土鳖虫使用。金边土鳖为土鳖虫的地方用药，被《广东中药志》所收载。土鳖虫与金边土鳖均有小毒，两者的成分、疗效对比研究有待深入。

土鳖虫

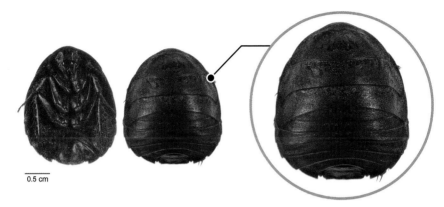

0.5 cm

■ 虫体呈卵形，背有横纹叠起呈甲片状

金边土鳖

■ 带金黄色镶边

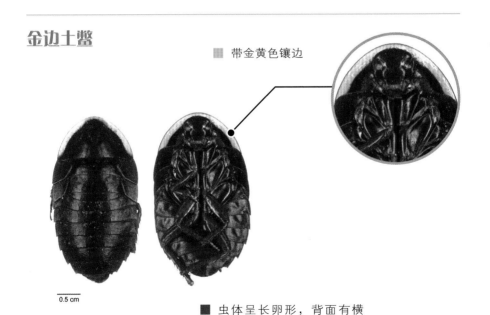

0.5 cm

■ 虫体呈长卵形，背面有横纹，呈棕色，有光泽

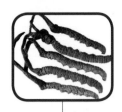

冬虫夏草

与

亚香棒虫草

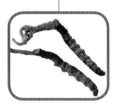

冬虫夏草 **Dong Chong Xia Cao** Cordyceps	亚香棒虫草 **Ya Xiang Bang Chong Cao** Cordyceps Hawkesii
来源 为麦角菌科真菌冬虫夏草菌 *Cordyceps sinensis* (Berk.) Sacc. 寄主蝙蝠蛾科昆虫蝙蝠蛾幼虫尸体的复合体。	为麦角菌科真菌亚香棒虫草菌 *Cordyceps hawkesii* Gray 寄生在昆虫幼虫上的子实体及幼虫尸体的复合体。
性味功效 味甘，性平。 补虚损，益精气，止咳化痰。	味甘、微辛，性温。 补益肺肾，益精止血。
品质要求 以虫体色泽黄亮、丰满肥大、断面黄白色、子座短小者为佳。	无明确规格

评注 冬虫夏草为名贵药材，因分布海拔高，货源短缺，市售价格愈来愈高。亚香棒虫草与冬虫夏草外形极相近，为容易混淆品种之一。在市售商品中占有一定的比例，且有上升趋势。以上二者亲缘关系接近，有关其化学、药理、临床的对比研究都有待开展，亚香棒虫草的安全使用问题也值得深入探讨。

冬虫夏草

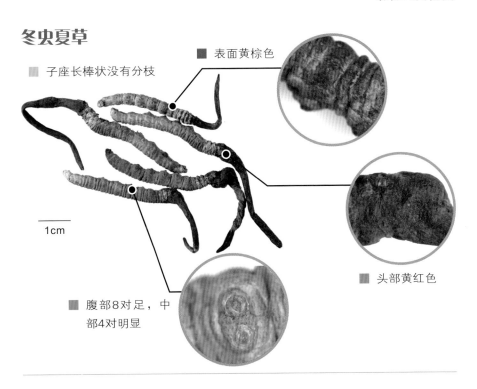

■ 子座长棒状没有分枝

■ 表面黄棕色

1cm

■ 头部黄红色

■ 腹部8对足，中部4对明显

亚香棒虫草

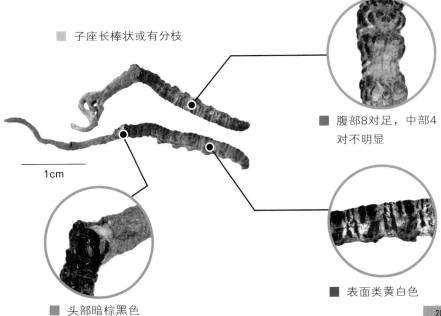

■ 子座长棒状或有分枝

■ 腹部8对足，中部4对不明显

1cm

■ 头部暗棕黑色

■ 表面类黄白色

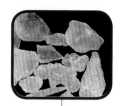

芒硝

与

亚硝酸钠

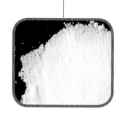

芒硝 **Mang Xiao** Natrii Sulfas	**亚硝酸钠** **Ya Liu Suan Na** Natrium Nitris

来源

硫酸盐类矿物芒硝，经加工精制而成的结晶体。主含十水硫酸钠（$Na_2SO_4 \cdot 10H_2O$）。

化学药品 $NaNO_2$。

性味功效

味咸、苦，性寒。
泻热通便，润燥软坚，清火消肿。

无特别记述。

品质要求

以条块状结晶、无色、透明者为佳。

无明确规格。

评注

"芒硝"是矿物类中药，中医主要用作泻下通便、清火消肿。"亚硝酸钠"是化学药品，并非中药。错误服用高纯度"亚硝酸钠"会抑制人体正常的血红蛋白携带氧和释放氧的功能，引致人体组织缺氧。"亚硝酸钠"中毒的主要临床表现为全身皮肤青紫、全身无力、心悸、头晕或呼吸困难。

芒硝

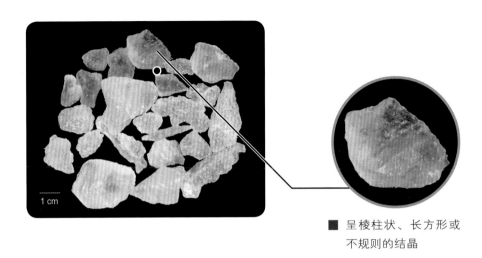

1 cm

■ 呈棱柱状、长方形或
不规则的结晶

亚硝酸钠

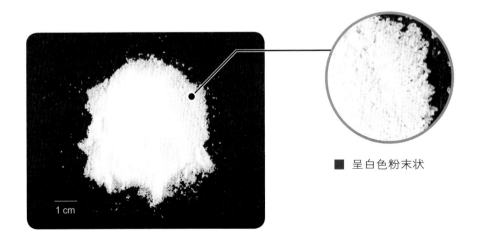

1 cm

■ 呈白色粉末状

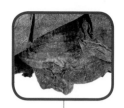

昆布

与

广昆布

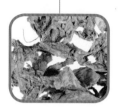

昆布
Kun Bu
Laminariae Thallus Eckloniae Thallus

广昆布
Guang Kun Bu
Ulvae Lactucae Alga

 来源

海带科植物海带 *Laminaria japonica* Aresch. 的叶状体。

石莼科植物石莼 *Ulva lactuca* L. 的叶状体。

 性味功效

味咸，性寒。
软坚散结，消痰，利水。

味甘、咸，性寒。
利水消肿，软坚化痰，清热解毒。

 品质要求

以片大、体厚、色绿者为佳。

以藻体大、肉厚、色青绿、少破碎者为佳。

 评注

《中国药典》尚收载有翅藻科植物昆布*Ecklonia kurome* Okam.的叶壮体，亦作昆布药用。广昆布为昆布的地方习用品，被收载于《广东中药志》。

昆布

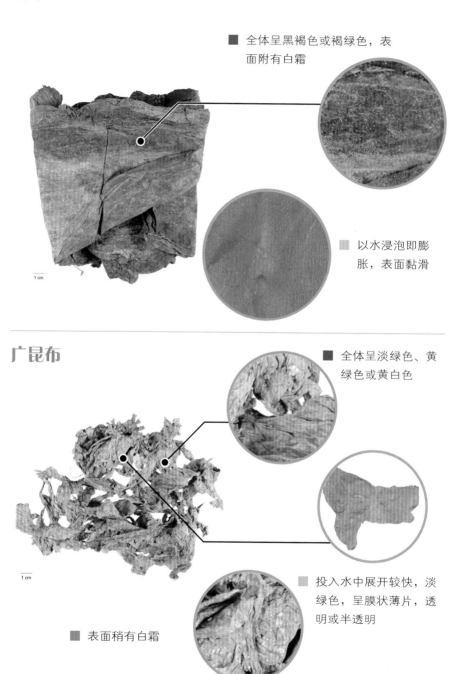

■ 全体呈黑褐色或褐绿色，表面附有白霜

1 cm

■ 以水浸泡即膨胀，表面黏滑

广昆布

■ 全体呈淡绿色、黄绿色或黄白色

1 cm

■ 投入水中展开较快，淡绿色，呈膜状薄片，透明或半透明

■ 表面稍有白霜

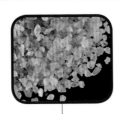

梅花冰片

与

冰片

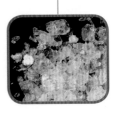

梅花冰片 **Mei Hua Bing Pian** Borneolum	**冰片** **Bing Pian** Borneolum Syntheticum

来源

龙脑香科植物龙脑香树 *Dryo-balanops aromatica* Gaertn. f. 的树脂中析出的天然结晶性化合物，主要为右旋龙脑（d-borneol）。

松节油、樟脑等为原料的加工合成品。

性味功效

味辛、苦，性寒。
开窍醒神，清热止痛，明目去翳。

味辛、苦，性微寒。
开窍醒神，清热止痛。

品质要求

以粒大、色微黄或淡灰色、质松脆、气清香者为佳。

以片大、色洁白、质松脆、气清香、晶莹近乎通透者为佳。

评注

冰片为梅花冰片的代用品，又称"合成龙脑片"，为《中国药典》所收载。梅花冰片习称"龙脑片"，因其形状和贵重而得名，主产于印度尼西亚。梅花冰片燃烧时无黑烟或微有黑烟，而冰片燃烧时有较多黑烟。梅花冰片可作目疗而冰片不可。

梅花冰片

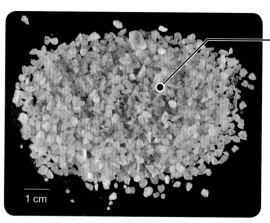

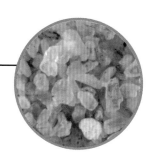

■ 类白色至微黄或淡灰棕色

▨ 结晶似梅花瓣，半透明片状或颗粒状

▨ 燃烧时无黑烟或微有黑烟

冰片

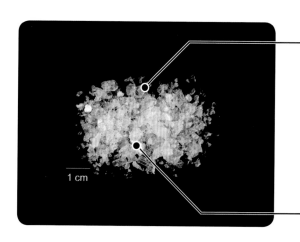

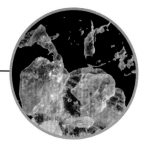

▨ 呈片状

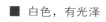

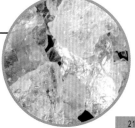

■ 白色，有光泽

▨ 燃烧时有较多黑烟

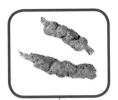

紫草茸

与

委陵菜

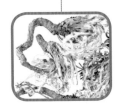

紫草茸 **Zi Cao Rong** Lacca	**委陵菜** **Wei Ling Cai** Potentillae Chinensis Herba
来源	胶蚧科昆虫紫胶虫 *Laccifer lacca* Kerr. 在树枝上所分泌的胶质。	蔷薇科植物委陵菜 *Potentilla chinensis* Ser. 的带根全草。

来源 胶蚧科昆虫紫胶虫 *Laccifer lacca* Kerr. 在树枝上所分泌的胶质。

蔷薇科植物委陵菜 *Potentilla chinensis* Ser. 的带根全草。

性味功效 味甘、咸，性平。
清热，凉血，解毒。

味苦，性寒。
凉血止痢，清热解毒。

品质要求 以个大、体型完整者为佳。

以无花茎、色灰白者为佳。

评注 委陵菜在香港与广东地区有北紫草之称，是导致其成为紫草茸混淆品的原因之一。紫草茸与委陵菜来源相去甚远，功效迥异，应严格区分。

紫草茸

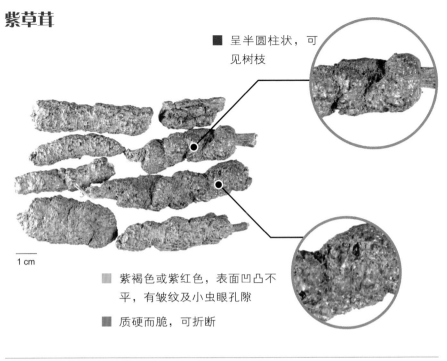

■ 呈半圆柱状，可见树枝

1 cm

■ 紫褐色或紫红色，表面凹凸不平，有皱纹及小虫眼孔隙

■ 质硬而脆，可折断

委陵菜

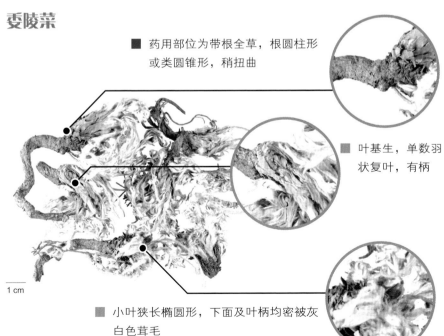

■ 药用部位为带根全草，根圆柱形或类圆锥形，稍扭曲

■ 叶基生，单数羽状复叶，有柄

1 cm

■ 小叶狭长椭圆形，下面及叶柄均密被灰白色茸毛

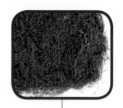

发菜

与

发菜伪品

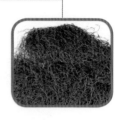

发菜 **Fa Cai** Nostoc Flagelliformis Alga	发菜伪品 **Fa Cai Wei Pin** Counterfeit
念珠藻科植物发菜 *Nostoc flag-elliforme* Born. et Flah. 的藻体。	发菜的淀粉掺假品。
味甘、性寒补血，利尿降压，化痰止咳。	因掺有淀粉，功效较差。
以色黑无杂质者为佳。	无明确规格。

 发菜因与"发财"谐音，除药用外，发菜常用于食品。由于采收发菜对生态环境的破坏很大，中国政府已明文规定禁止采集和销售发菜。

发菜

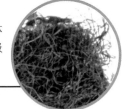

■ 黑色藻丝交织而成，体小丝细，形似黑发，吸水量大

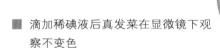

■ 在显微镜下可见有念珠状细胞的特定结构

1 cm

■ 滴加稀碘液后真发菜在显微镜下观察不变色

发菜伪品

■ 掺伪品外形与真发菜极相似，肉眼难以区分；泡水后，假发菜颜色变淡

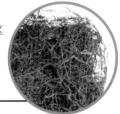

■ 显微镜下可见丝体中有大量棕褐色颗粒而无念珠状细胞的特定结构

1 cm

■ 滴加稀碘液后假发菜在显微镜下观察颜色变黑

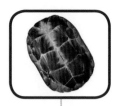

龟甲

与

马来闭壳龟甲

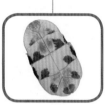

龟甲	**马来闭壳龟甲**
Gui Jia	**Ma Lai Bi Qiao Gui Jia**
Testudinis Carapax et Plastrum	Cuorae Plastrum

来源▷

龟科动物乌龟 *Chinemys reeve-sii* (Gray) 的背甲及腹甲。

龟科动物马来闭壳龟 *Cuora amboinensis* (Guenther) 的腹甲。

性味功效✓

味咸、甘，性微寒。
滋阴潜阳，益肾强骨，养血补心。

无特别记述。

品质要求↑

以块大、无残肉者为佳。

无明确规格。

评注✐

龟甲的混淆品为马来闭壳龟甲。香港多用马来闭壳龟的腹甲作龟甲用，并称"龟板"。马来闭壳龟在香港受《动植物（濒危物种保护）条例》管制，在香港进出口须向渔护署申领许可证。

龟甲

■ 呈紫褐色放射状纹理

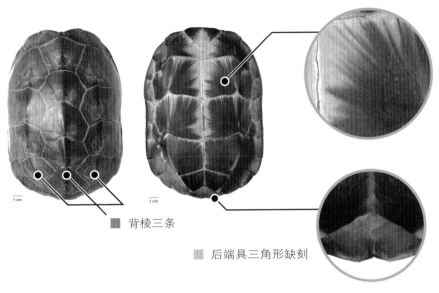

■ 背棱三条

■ 后端具三角形缺刻

马来闭壳龟甲

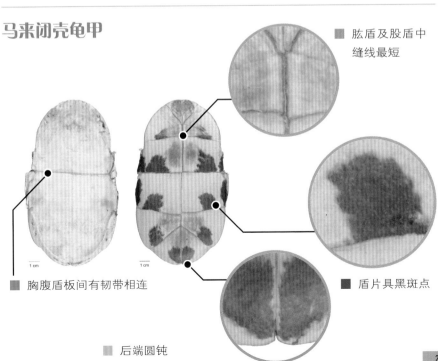

■ 肱盾及股盾中缝线最短

■ 胸腹盾板间有韧带相连

■ 盾片具黑斑点

■ 后端圆钝

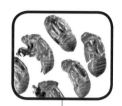

蝉蜕

与

金蝉蜕

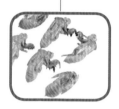

蝉蜕 **Chan Tui** Cicadae Periostracum	**金蝉蜕** **Jin Chan Tui** Tibicinis Flammatae Periostracum
蝉科昆虫黑蚱 *Cryptotympana pustulata* Fabricius 的若虫羽化时脱落的皮壳。	蝉科昆虫焰螗蝉 *Tibicen flammatus*（Dist.）（山蝉 *Cicada flammata* Dist.）的若虫羽化时脱落的皮壳。
味甘，性寒。 散风除热，利咽，透疹，退翳，解痉。	味甘，性寒。 散风除热，利咽，透疹，退翳，解痉。
以体形完整、黄亮色者为佳。	以体形完整、金黄色者为佳。

评注 蝉蜕的地区习用品为金蝉蜕，《广东中药志》有收载。金蝉蜕大约始用于20世纪前叶，历代本草书籍均无记载，明清地方志亦无收载。始载于《浙江中药手册》第一册，用山蝉为其动物学名，至今不少书籍一直沿用该名，其实其动物学名应为焰螗蝉。部分地区使用的蝉蜕实为金蝉蜕，两者为不同属的动物，其临床效果是否相同还须进一步研究，二者应区别使用。

蝉蜕

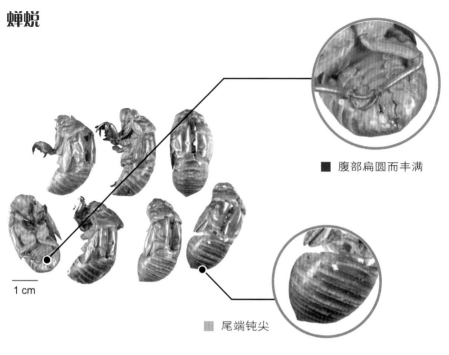

■ 腹部扁圆而丰满

1 cm

■ 尾端钝尖

金蝉蜕

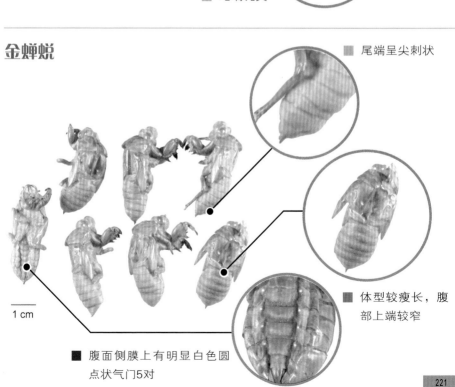

■ 尾端呈尖刺状

1 cm

■ 腹面侧膜上有明显白色圆点状气门5对

■ 体型较瘦长，腹部上端较窄

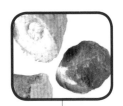

天竺黄

与

竹黄

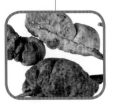

天竺黄
Tian Zhu Huang
Bambusae Concretio Silicea

竹黄
Zhu Huang
Shiraiae Stroma

 来源

禾本科植物青皮竹 *Bambusa textilis* McClure 秆内的分泌液干燥后的块状物。

肉座菌科真菌竹黄 *Shiraia bambusicola* P. Henn. 的子座及孢子。

性味功效

味甘，性寒。
清热豁痰，凉心定惊。

味淡，性平。
化痰止咳，活血祛风，利湿。

 品质要求

以块大、色灰白、光亮、质细、体轻、吸湿性强者为佳。

无明确规格。

评注

《中国药典》尚收载同科植物华思劳竹 *Schizos-tachyum chinense* Rendle秆内的分泌液干燥后的块状物亦供药用。天竺黄形成的原因与竹蜂在青皮竹内寄生生活有关。当黄蜂产卵于青皮竹的节间，进而发育成虫后，咬洞而出，使竹节间积累了大量伤流液，伤液逐渐干固而凝结天然天竺黄。除天然天竺黄外，尚有人工合成天竺黄，其形、色、粘舌均似天然品，但以质坚而重，不易碎与天然竹黄区别。

天竺黄

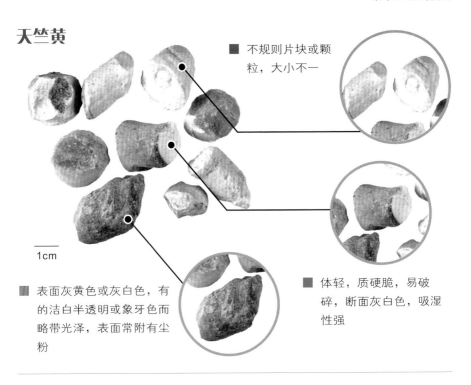

■ 不规则片块或颗粒，大小不一

1cm

■ 表面灰黄色或灰白色，有的洁白半透明或象牙色而略带光泽，表面常附有尘粉

■ 体轻，质硬脆，易破碎，断面灰白色，吸湿性强

竹黄

■ 背部隆起，有不规则的横沟，基部凹陷，常有竹的残留枝竿

■ 表面粉红色，有细密纹理及针尖大小的灰色斑点

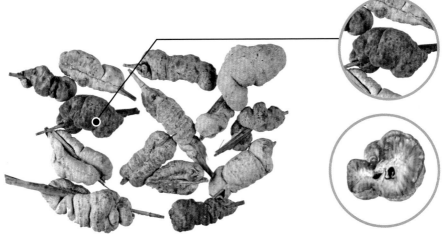

■ 横断面略呈扇形，外层粉红色，内层及基部色浅，可见竹的枝竿断面

1cm

原植物拉丁名索引

中文药名索引

主要参考文献

1. 中华人民共和国药典委员会. 中华人民共和国药典. 北京：化学工业出版社，2005.
2. 中国植物志编辑委员会. 中国植物志. 北京：科学出版社，1988.
3. 谢宗万. 中药材正名词典. 北京：北京科技出版社，2004.
4. 谢宗万. 中药品种理论研究. 北京：中国中医药出版社，1991.
5. 广东中药志编辑委员会. 广东中药志（第一卷）. 广州：广东科技出版社，1994.
6. 广东中药志编辑委员会. 广东中药志（第二卷）. 广州：广东科技出版社，1996.
7. 谢宗万. 中药材品种论述. 上册（第二版）. 上海：上海科学技术出版社，1990.
8. 谢宗万. 中药材品种论述. 中册（第二版）. 上海：上海科学技术出版社，1994.
9. 赵中振. 香港中药材图鉴. 香港：香港浸会大学，2003.
10. 国家中医药管理局《中华本草》编委会. 中华本草. 上海：上海科学技术出版社，1999.
11. 萧步丹. 岭南采药录. 北京：华夏出版社，1999.
12. 昆明植物研究所编. 南方草木状. 昆明：云南民族出版社，1990.
13. 杨兆起，封秀娥. 中药鉴别手册. 第一至三册. 北京：科学出版社，1993-1994.
14. 中国药品生物制品检定所，广东省药品检验所. 中国中药材真伪鉴别图典. 第一至四册. 广州：广东科技出版社，1995-1999.
15. 赵中振，李应生. 香港容易混淆中药. 香港：香港中药联商会出版，2005.
16. Zhao ZZ, Li YS. Easily Confused Chinese Medicines in Hong Kong. Hong Kong: Chinese Medicine Merchants Association; 2007.
17. 楼之岑，秦波. 常用中药材品种整理和质量研究. 第一至三册. 北京：北京医科大、中国协和医科大学联合出版社.
18. 蔡少青，李胜华. 常用中药材品种整理和质量研究. 第四册. 北京：北京医科大学、中国协和医科大学联合出版社，2001.
19. 蔡少青，李军. 常用中药材品种整理和质量研究. 第五册. 北京：北京医科大学、中国协和医科大学联合出版社，2001.
20. 蔡少青，王璇. 常用中药材品种整理和质量研究. 第六册. 北京：北京医科大学、中国协和医科大学联合出版社，2003.
21. 赵中振，萧培根. 当代药用植物典. 香港赛马会中药研究院.
22. 吴立宏，朱思圆，张紫佳，等. 广西产丁公藤原植物的调查及商品丁公藤主流品种的鉴定 [J]. 中草药. 2005, 36（9）.
23. Zhao ZZ, Hu YN, Liang ZT, Yuen PSJ, Jiang ZH, Leung SYK. Authentication is Fundamental for Standardization of Chinese Medicines. Planta Medica 2006; 72: 865-872.
24. Liang ZT, Jiang ZH, Leung KSY, Chan CL, Zhao ZZ. Authentication and Differentiation of Two Easily Confusable Chinese Materia Medica: Herbal Solani Lyrati and Herba Aristolochiae Millissimae. Journal of Food Drug Analysisl; 2006; 14(1): 36-43.